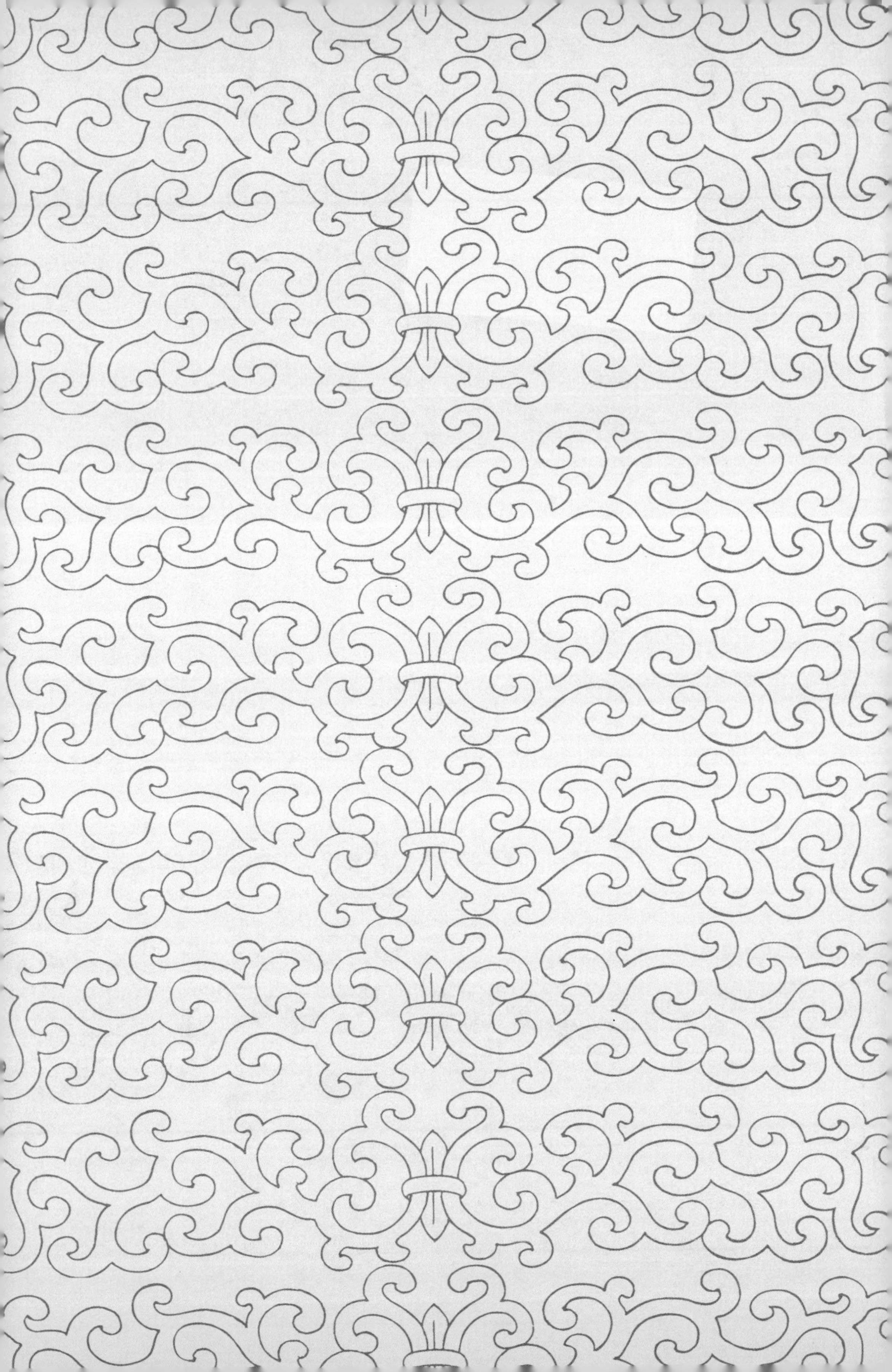

醫道傳承叢書

干祖望 名譽總主編
王心遠 總主編

第四輯
醫道溯源

# 宋刊周易本義

【南宋】朱熹 撰
姜燕 點校

學苑出版社

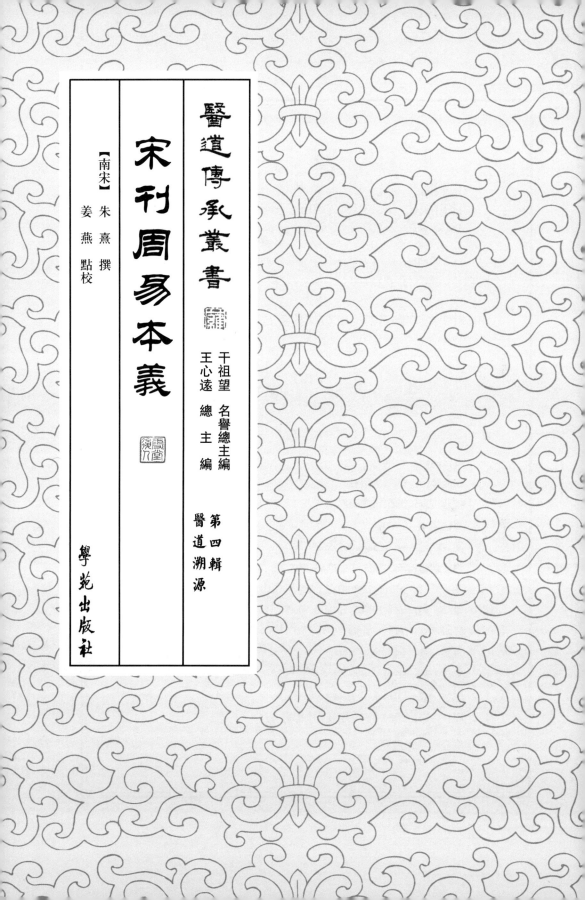

**圖書在版編目 (CIP) 數據**

宋刊周易本義 /（南宋）朱熹撰；姜燕點校 . —北京：學苑出版社，2013.1（2020.11 重印）
ISBN 978-7-5077-4229-9

Ⅰ. ①宋…　Ⅱ. ①朱…②姜…　Ⅲ. ①《周易》-研究　Ⅳ. ① R221.5

中國版本圖書館 CIP 數據核字 (2013) 第 010482 號

**責任編輯**：付國英
**出版發行**：學苑出版社
**社　　址**：北京市豐臺區南方莊 2 號院 1 號樓
**郵政編碼**：100079
**网　　址**：www.book001.com
**電子信箱**：xueyuanpress@163.com
**電　　話**：010-67603091（總編室）、010-67601101（銷售部）
**印 刷 廠**：北京市京宇印刷廠
**开本尺寸**：787 × 1092　1/16
**印　　張**：14
**字　　數**：95 千字
**版　　次**：2014 年 1 月第 1 版
**印　　次**：2020 年 11 月第 6 次印刷
**定　　價**：58.00 圓

# 醫道傳承叢書

## 《醫道傳承叢書》專家顧問委員會（按姓氏筆畫排序）

干祖望　王子瑜　王玉川　孔光一　印會河　朱良春　李今庸　李振華　李　鼎
李濟仁　何　任　佘瀛鰲　金世元　周仲瑛　孟景春　胡海牙　馬繼興　郭子光
唐由之　陸廣莘　陳大啟　陳彤雲　許潤三　張士傑　張　琪　張舜華　張學文
程莘農　費開揚　賀普仁　路志正　劉士和　錢超塵　顏正華　顏德馨

## 《醫道傳承叢書》編輯委員會

名譽總主編　干祖望
總　主　編　王心遠
副總主編　邱　浩
編　　　委　王心遠　付國英　李　雲　李順保　邱　浩　姜　燕　陳居偉
　　　　　　陳　輝　趙懷舟　趙　艷

## 第四輯《醫道溯源》

主　　編　姜　燕

# 《醫道傳承叢書》序

醫之道奚起乎？造物以正氣生人，而不能無夭劄疫癘之患，故復假諸物性之相輔相制者，以爲補救；而寄權於醫，夭可使壽，弱可使強，病可使痊，困可使起，醫實代天生人，參其功而平其憾者也。

夫醫教者，源自伏羲，流於神農，注於黃帝，行於萬世，合於無窮，本乎大道，法乎自然之理。孔安國序《書》曰：伏羲、神農、黃帝之書，謂之三墳，言大道也。前聖有作，後必有繼而述之者，則其教乃得著於世矣。惟張仲景先師，上承農、軒之理，又廣《湯液》爲《傷寒卒病論》十數卷，然後醫方大備，率皆倡明正學，以垂醫統。茲先聖後聖，若合符節。仲師，醫中之聖人也。理不本於《內經》，法未熟乎仲景，縱有偶中，亦非不易矩矱。儒者不能捨至聖之書而求道，醫者豈能外仲師之書以治療。間色亂正，靡音忘倦。醫書充棟汗牛，可以博覽之，以廣見識，知其所長，擇而從之。

醫，大道也！農皇肇起，軒岐繼作，醫聖垂範，薪火不絕。懷志悲憫，不揣鄙陋，集爲是編，百衲成文，聖賢遺訓，吾志在焉！凡人知見，終不能免，途窮思返，斬絶意識，直截皈禪，通身汗下，險矣！險矣！尚敢言哉？

《醫道傳承叢書》編委會

# 《醫道傳承叢書》前言

《醫道傳承叢書》是學習中醫的教程。中醫學有自身的醫學道統、醫宗心要，數千年授受不絕，有一定的學習方法和次第。初學者若無良師指點，則如盲人摸象，學海無舟。編者遵師所教，總結數代老師心傳，根據前輩提煉出的必讀書目，請教中醫文獻老前輩，選擇最佳版本，聘請專人精心校讎，依學習步驟，次第成輯。叢書以學習傳統中醫的啟蒙讀本爲開端，繼之以必學經典、各家臨證要籍，最終歸於《易經》，引導讀者進入『醫易大道』的高深境界。

叢書編校過程中，得到中醫界老前輩的全面指導。長期以來，編者通過各種方式求教於他們，師徒授受、臨證帶教、授課講座、耳提面命、電話指導。他們對本叢書的編輯、刊印給予了悉心指導，提出了寶貴的修改意見。三十餘位老先生一致認同：『成爲真正的、確有資格的中醫，一定要學好中國傳統文化！首先做人，再言學醫。應以啟蒙讀本如脈訣、藥性、湯頭爲開端，基本功要紮實；經典是根基，繼之以必學的中醫四大經典；各家臨證要籍、醫案等開拓眼界，充實、完善自己師承的醫學理論體系。趁著年輕，基礎醫書、經典醫書背熟了，終生受益！』『始終不可脫離臨床，早臨證、多臨證、勤臨證、反復臨證，不斷總結。中醫的生命力在臨床。』幾位老中醫強調：行有餘力，可深入研讀《易經》、《道德經》等。

百歲高齡的國醫大師干祖望老師談到：要成爲合格的中醫接班人，需具備『三萬』：『讀萬卷書，行萬里路，肉萬人骨。』並且諄諄告誡中醫學子：『首先必讀陳修園的《醫學三字經》。這本一定要讀！一定讀，非讀不可！對！熟記這一本，基礎紮實了，再讀《内經》、《本草》、《傷寒》，可以重點做讀書筆記。經典讀熟了，要讀「溫病」的書，我臨床上使用「溫病」的方子療效更好。』作爲《醫道傳承叢書》名譽總主編，他的理念思路代表了老一代的傳統學醫路徑。

國醫大師鄧鐵濤老先生强調了中醫的繼承就是對中華優秀傳統文化的繼承，中醫學是根植于中華文化、不同於西方現代醫學，臨床上確有療效，獨立自成體系的醫學。仁心仁術，溫故知新，繼承不離本，創新不離宗。

老先生們指出：『夫生者，天地之大德也；醫者，贊天地之生者也。』（《類經圖翼·序》）中醫生生之道的本質就是循生生之理，用生生之術，助生生之氣，達生生之境。還指出：中醫學術博大精深，是爲民造福的寶庫。學好中醫一要有悟性，二要有仁心，三要具備傳統文化的功底。只有深入中醫經典，用中醫自身理論指導臨床，才會有好的中醫療效。只有牢固立足中醫傳統，按照中醫學術自身規律發展，中醫才會有蓬勃的生命力。否則，就會名存實亡。

在此，叢書編委會全體成員向諸位老前輩表示誠摯的謝意。

本叢書在編輯、聘請顧問過程中得到北京中醫藥大學圖書館古籍室邱浩老師鼎力支持、大力協助，在此特致鳴謝！感謝書法家羅衛國先生爲本叢書題簽（先生系國學大師羅振玉曾孫，愛新覺羅·溥儀外孫，大連市文化促進會副會長，大連墨緣堂文化藝術中心負責人）。

古人廣藏書、精校書是爲了苦讀書、得真道。讀醫書的最終目的，在於領悟古人醫學神韻，將之施用於臨床，提高療效，造福蒼生。人命關天，醫書尤其要求文字準確。本套叢書選擇善本精校，豎版、繁體字排印，力求獻給讀者原典範本，圍繞臨證實踐，展示傳統中醫學教程的原貌，以求次第引導學習者迅速趣入中醫學正途。學習中醫者手此一編，必能登堂入室，一探玄奥；已通醫術的朋友，亦可置諸案頭，溫故知新，自然終生受益。限於條件，内容有待逐漸豐富，疏漏之处，歡迎大家批評指正。

## 學習方法和各輯簡介

良師益友，多方請益。勤求古訓，博采衆方。慎思明辨，取法乎上。學而時習，學以致用。大慈惻隱，濟世救人。（道生堂學規）。

古人學醫的基本形式爲半日侍診，半日讀書。行醫後還要堅持白天臨証，晚間讀書，終生學習。《朱子讀書法》說：『於中撮其樞要，厘爲六條：

曰循序漸進，曰熟讀精思，曰虛心涵泳，曰切己體察，曰著緊用力，曰居敬持志。……大抵觀書，先須熟讀，使其言皆若出於吾之口。繼以精思，使其意皆若出於吾之心。然後可以有得爾。』讀書先要誦讀，最好大聲地念，抑揚頓挫地念，能夠吟誦更好。做到眼到、口到、心到，和古人進入心息相通的境界，方可謂讀書入門。叢書大部分採用白文本，不帶註釋，更有利於初學者誦讀原文；特別是四大經典，初學者不宜先看註釋，以防先入爲主。書讀百遍，其義自見。在成誦甚至背熟後，文意不明，才可參看各家註釋，或請教師長。

在讀書教程方面，一般分三個學習階段，即基礎課程、經典課程、臨證各家。

## 第一輯：醫道門徑

本輯對應基礎課程，初學者若不從基礎入手，則難明古經奧旨。

《醫學三字經》是清代以來公認的醫學正統入門書，其內容深入淺出，純正精粹。

《瀕湖脈學》是傳統脈訣代表，脈學心法完備、扼要。

《藥性賦·藥性歌括》，其中《藥性賦》是傳統本草概說，兼取《藥性歌括》，更適於臨證應用。

《醫方集解》之外，又補充了《長沙方歌括》、《金匱方歌括》、《時方歌括》，歌訣便於背誦記憶。經方法度森嚴，劑量及煎服法都很重要！包含了經方劑量、煎服法的歌括，初學者要注意掌握。

**第二輯：醫道準繩**

本輯對應經典課程。《黃帝内經》（包括《素問》、《靈樞》）、《神農本草經》、《傷寒論》、《金匱要略》、《難經》，爲中醫必學經典，乃醫道之根本、萬古不易之準繩。

醫道淵深，玄遠難明，故本輯特編附翼：《太素》《甲乙經》《難經集注》《脈經》等，詳爲校注，供進一步研習中醫四大經典之用。

**第三輯：醫道圓機**

本輯首選清代葉、薛、吴、王溫病四大家著作，以爲圓機活法之代表，尤切當今實用。歷代各家著作，日後將擇期陸續刊印。明末清初大醫尊經崇原，遂有清代溫病學説興起。各家學説、臨證各科均爲經典的靈活運用，在學習了經典之後，才能融會貫通，悟出圓機活法。

## 第四輯：醫道溯源

本輯對應醫道根源、醫家修身課程。

《易經》乃中華文化之淵藪，『醫易相通，理無二致，可以醫而不知易乎？』（《類經附翼》）

《黃帝内經》夙尚『恬淡虛無，真氣從之；精神内守，病安從來』之旨；《道德經》一本『道法自然』、『清靜爲天下正』之宗，宗旨一貫，爲學醫者修身之書。

《漢書·五行志》：『《易》曰：「天垂象，見吉凶，聖人象之；河出圖，雒出書，聖人則之。」劉歆以爲虙羲氏繼天而王，受《河圖》，則而畫之，八卦是也；禹治洪水，賜《雒書》，法而陳之，《洪範》是也。』《尚書·洪範》爲『五行』理論之源頭。

隋代蕭吉《五行大義》集隋以前『五行』理論之大成，是研究『五行』理論必讀之書。

## 繁體字的意義

傳承醫道的中醫原典，採用繁體字則接近古貌，故更爲準確。

以《黄帝内經·靈樞·九針十二原》爲例：

繁體字版：『知機之道者，不可掛以髮；不知機道，叩之不發。』

簡體字版：『知机之道者，不可挂以发；不知机道，叩之不发。』

《靈樞經》在這裏談到用針守機之重要。邪正之氣各有盛衰之時，其來不可迎，其往不可及。宜補宜瀉，須靜守空中之微，待其良機。當刺之時，如發弩機之速，不可差之毫髮，於邪正往來之際而補瀉之；稍差毫髮則其機頓失。粗工不知機道，敲經按穴，發針失時，補瀉失宜，則血氣盡傷而邪氣不除。簡體字把『髮』、『發』統寫爲『发』字，給理解經文造成了障礙。

繁體字版：『方刺之時，必在懸陽，及與兩衛，神屬勿去，知病存亾。』

簡體字版：『方刺之时，必在悬阳，及与两卫，神属勿去，知病存亡。』

『衛』，《甲乙經·卷五第四》《太素·卷二十一》均作『衡』。『陽』『衡』『亾』皆在段玉裁《六書音韻表》古韻第十部陽韻；作『衛』則於韻不協。『衡』作『眉毛』解，《靈樞·论勇第五十》曰：『勇士者，目深以固，長衡直揚。』『兩衡』即『兩眉』，經文的意思是：『准備針刺之時，一定要仔細觀察患者的鼻子與眉毛附近的神彩；全神貫注不離開，由此可以知道疾病的傳變、愈否。』於醫理爲通；『衡』又作『眉上』解，《戰國策·中山策》鮑彪注：『衡，眉上。』『兩衡』指『兩眉之上』，於醫理亦通。作『兩衡』則於上下文句醫理難明。故『衡』乃『衡』形近鈔誤之字，若刊印爲簡化字『卫』，則難以知曉其當初爲『衡』形近致誤。

《醫道傳承叢書》編委會　壬辰正月

# 點校說明

## 一、歷史地位

《周易本義》爲朱熹所撰，是朱熹的重要著作，也是集宋代易學之大成的著作。它兼采漢魏以來的易學學說，融合占筮、象數、義理於一體，並汲取了《易傳》和中醫學的營養，成爲易學史上頗有影響的註本。它影響了元、明、清三代官學六百餘年，爲數百年間的易學開闢了廣闊的詮釋空間，引發了無數學者歷久彌新的討論，在易學史和中國思想史上産生了重要影響。

基於對自然現象的更準確回答，也基於對人體生命現象的更真切瞭解，《易傳》中融入了傳統醫學的思想成就，兩千多年以來，醫易相通，互相促進和增長，使傳統醫學最終成爲一門具有東方特色的獨特的醫學科學體系。朱熹作爲南宋理學的代表，他的心性理論中涉及到的『天命』、『天理』、『心性』、『身』、『血氣』等概念，也滲入到《周易本義》當中，也反映了朱熹的生命哲學觀。

## 二、版本源流

《周易本義》初稿名《易傳》，定稿歷經二十餘年。程傳經文從王弼本，以傳附經；朱子原本依吕祖謙《古周易》本，分爲經二篇與傳十篇，經傳分開不混，共十二卷，音訓亦取吕祖謙所撰者。薛瑄《讀書録》指出，『朱子《本義》，依古易次序，自爲一書，不與程傳染雜，最可見象占卜筮教人之本意』。書成後，約在咸淳中，董楷欲合程頤《伊川易傳》與朱熹《周易本義》爲一，遂割裂朱書，散附於程傳之下，重組成四卷，卷一上經，卷二下經，卷三《系辭傳》，卷四《説卦傳》、《序卦傳》、《雜卦傳》。《彖傳》與《象傳》分附於各條經文之下。故傳本有十二卷與四卷本之别。

《本義》成書後，約宋咸淳間有吳革建寧刻本，十二卷，次第同於宋儒所傳《古周易》，也就是後世罕見的《周易本義》原貌，這是現今流傳最廣的『原本』《周易本義》

其版本尚有《西京清麓叢書正編》本、《劉氏傳經堂叢書》本，光緒十九年（一八九三）江南書局重刊本及《叢書集成初編》本。

《四庫全書》收入《周易本義》十二卷本，附四卷本。此四卷本即是董楷、成矩所竄亂的朱子《周易本義》，其傳本除《四庫全書》本外，尚有明嘉靖間刊本，皮藏美國國會圖書館，又有《摛藻堂四庫全書薈要》本；另有陽明手抄本，元刊本，陸有明覆宋本，康熙五十年（一七一一）曹寅刻本，江寧局復刻劉氏本。一九三六年，世界書局據清代武英殿本與四書和其他四經合併影印，一九八九年，上海古籍出版社將世界書局影的『四書五經』分册影印。一九八四年北京中國書店鉛排本《四書五經》收入，二〇〇九年中華書局出版廖名春標點本，該書以世界書局影印武英殿本爲底本進行點校。

二〇〇八年福建人民出版社影印出版了《宋刊周易本義》，爲上、中、下三册，刊刻精美、版式疏朗、字體美觀，有較高的版本價值和學術價值。

《周易本義》爲元、明、清三代官學所用，在長期流傳中形成了衆多刻本，各本面貌不一，其中最引人注意的差異是在《九圖》、《筮儀》、《五贊》、《序》、《卦歌》等内容的有無、所在位置等方面。至於十二篇經傳之註文，各本的差異主要表現在三個方面，即分卷方式、音訓有無、註文文字。分卷方式，以十二卷本爲代表；音訓，則有有音訓和無音訓兩種版本；註文文字，各本差異甚微，多由傳抄、傳刻過程訛誤所致，《周易本義》原來是否有《九圖》，或《九圖》的原初形態如何，經數百年的爭論，目前尚未達成一致。而註文部分卻鮮有爭議，蓋因各本之間無實質分歧之故也。

《周易本義》是宋代理學家朱熹對於《周易》一書所做的註釋，代表了宋代易學研究的最高水平。本次排印底本爲宋咸淳元年吳革刻本，書末附有《周易五贊》及《筮儀》。

## 三、歷代注家

朱熹的《周易本義》自產生以來，先後出現了一批註疏《本義》的著作和解題等著錄。如：

宋王應麟《玉海》卷三十六著錄《本義》。

宋陳振孫《直齋書錄解題》說：『晦庵初爲《易傳》，用王弼本。復以呂氏《古易經》爲《本義》，其大指略同而加詳焉。』

元馬端臨《文獻通考》卷一七六著錄《易本義》。

《宋史》卷二零二《藝文誌》有著錄。

元代胡一桂的《周易本義附錄纂疏》和《易學啟蒙翼傳》，其子胡炳文的《周易本義通釋》，其學生董真卿的《周易會通》，都闡發朱熹易學。

明朝胡廣奉明成祖之命編《周易大全》，即以胡氏所著爲藍本。《周易大全》的頒布和流行，意味著程朱派易學，特別是朱熹易學取得了統治地位。

清代顧炎武《日知錄》卷一《朱子周易本義》曰：『洪武初，頒五經天下儒學，而《易》兼用程、朱，二氏亦各自爲書。永樂中修《大全》，乃取朱子卷次，割裂附程《傳》之後，而朱子所定之古文仍復淆亂。』顧氏對依附於程子的《周易本義》和古本《易本義》作了梳理，對照明代《周易大全》本，對吳革本《周易本義》亦作了評價，認爲吳革爲實爲善本。清代《四庫全書總目》卷三經部易類三有著録。清代胡方作《周易本義注》，一九九六年上海古籍出版社出版。民國二十五年趙良霔著《周易本義注》，一九三六年商務印書館出版。白壽彝有文章《周易本義考》，原載《史學集刊》一九三六年第一期，轉載於黄壽祺、張善文編《周易研究論文集》第三輯。朱伯崑的《易學哲學史》，第七章對朱熹易學有專章介紹。現代學者研究校註《周易本義》的有一九九二年北京大學出版社出版的蘇勇校註本，一九九四年廣州出版社出版的廖名春標點本。二〇〇九年中華書局亦出版廖名春標點本。

二〇〇八年福建人民出版社影印出版了《宋刊周易本義》，前有吳革《序》。《上經第一》後及全文末尾有『敷原後學劉公校正』文字行款，《下經第二》後只有『敷原後』三字。

## 四、朱熹生平

朱熹（一一三〇至一二〇〇年），字元晦，亦字仲晦，別號有晦庵、晦翁、考亭先生、雲穀老人、滄州病叟、逆翁等，南宋徽州婺源（今屬江西省婺源縣）人，漢族。朱熹天資聰慧，十四歲時父親去世，遵父遺訓，師事胡憲、劉勉之、劉子翬三先生。十九歲登進士第，一生敘任官職二十餘次，但遭逢不遇，抑鬱不得志。二十四歲時問學於其父同學、程頤的三傳弟子李侗，因得承襲洛學正統。與張栻、呂祖謙同出其時，過從甚密，人稱『東南三賢』，爲宋代理學集大成者。其學說宋以後爲政府所支持，在中國思想史上影響極大。曾任荆湖南路安撫使，仕至寶文閣待制。爲政期間，申敕令，懲奸吏，治績顯赫。

朱熹是南宋著名的理學家、思想家、哲學家、教育家和詩人，是閩學派的代表人物，世稱朱子，是孔子、孟子以來最傑出的弘揚儒學的大師。他一生廣注典籍，著述甚豐，有《周易本義》、《詩集傳》、《儀禮經傳通釋》、《家禮》、《釋宫》、《孝經刊誤》、《四書或問》、《論孟精義》、《或問小注》、《伊洛淵源録》、《名臣言行録》、《紹熙州縣釋奠儀圖》、《四書問目》、《上蔡語録》、《延平答問》、《近思録》、《雜學辨》、《小學集註》、《陰符經考異》、《周易參同契考異》、《原本韓文考異》、《楚辭集註》、《晦庵集》、《南嶽倡酬集》、《大學章句》、《論語集註》、《孟子集註》、《中庸章句》、《朱子全書》、《二程遺書》、《通鑑綱目》、《易學啟蒙》、《卦考誤》、《通書解》、《朱文公易説》。另有《朱子語類》一百四十卷傳世。

朱熹是宋朝理學的集大成者，他繼承了北宋時期程顥、程頤的理學，完成了客觀唯心主義的體系，故世稱『程朱』。朱熹的哲學思想繼承程頤，而他的《易》學思想則有異於程頤。程氏《易》學遵循王弼開拓的道路，以義理解《易》。朱熹則認爲《易》是卜筮之書，作《周易本義》就是要還《周易》的本來面目。表面上他是在調合程頤義理派《易》學與邵雍象數派《易》學的矛盾，實質上他是從後者的角度出發批判前者。從本質上講，他是象數派《易》學大師。《周易本義》釋卦爻辭，無一不是從筮占的角度入手，現行《周易正義》卷首尚有河圖圖、洛書圖、伏羲八卦次序圖、伏羲八卦方位圖、伏羲六十四卦方位圖、文王八卦次序圖、文王八卦方位圖、卦變圖等九個圖，更反映其象數《易》的實質。説《周易》原本是卜筮之書，這是對的。但朱熹只認識到問題的這一面，卻沒有認識到《周易》同時也是包含豐富哲學思想的著作。朱子認爲，古人觀象畫卦，揲蓍命爻，都是本著氣數之自然形於法象，見於圖書者，有以啟於其心而假乎焉而已。但後世學者解《易》專攻文義者，則說解多支離散漫並無所根據；專著於象數者，則說解又多牽強附會。力主《易》爲卜筮之書，並力圖將《易》分而論之。本著這一思想，撰成《周易本義》。

朱熹既是我國歷史上著名的思想家，又是一位著名的教育家。他一生熱心於教育事業，孜孜不倦地授徒講學，無論在教育思想或教育實踐上，都取得了重大的成就。淳熙十二年（一一八五），他動員衡州官府重修石鼓書院，提出把書院辦成德行道義之實的教育機構的方針，使書院教育走上正軌。在石鼓書院復興後，應湖南提刑宋若水之請，撰寫了一篇名垂千秋的

《石鼓書院記》，由張栻親書，後人鐫製成石碑，置於石鼓書院內，使『石鼓有聲於天下』。明萬曆中（一五八七至一五九八），與李寛、韓愈、李士真、周敦頤、張栻、黄幹同祀石鼓書院七賢祠，世稱石鼓七賢。人們曾用這樣的話讚美他：『集大成而緒千百年絕傳之學，開愚蒙而立億萬世一定之歸。』乾道三年（一一六七），偕學生林用中、範念德從福建趕赴岳麓書院，與張栻會講三月，會講的主要議題是『太極』和『中和』，然後同遊南嶽。朱張會講，盛況空前，學生多達千人之衆，其聲勢爲全國之最，史稱湖湘學派自此之後，才去短集長，臻於成熟。一一六四年，他在故里修起『寒泉精舍』，住此十餘年，編寫了大量的道學書籍，並從事講學活動，生徒盈門。這一期間他對朝廷屢詔不應。一一七八年在廬山唐代李渤隱居舊址，建立『白鹿洞書院』進行講學，並製定一整套學規。

慶元元年（一一九五）朱熹在朝廷的支持者趙汝愚受韓侂胄排擠被罷相位，韓勢盛極一時。韓因朱熹曾參與趙汝愚攻擊自己的活動，於是發動了一場抨擊『理學』的運動。理學被斥爲『僞學』，朱熹被斥爲『僞師』，學生被斥爲『僞徒』。慶元六年（一二〇〇）三月初九，朱熹在建陽家裏憂憤而死，享年七十一歲。臨死還在修改《大學誠意章》，可見他是如何矢志於樹立自己理學的，然而生前終未如願。朱熹死後，被謚爲『文公』，贈寶謨閣直學士，又追封徽國公等。

總之，兩宋時期，學術上造詣最深、影響最大的是朱熹，他總結了以往的思想，尤其是宋代理學思想，建立了龐大的理學體系，成爲宋代理學之大成，其功績爲後世所稱道。他的學術思想，在元、明、清三代，一直是封建統治階級的官方哲學，標幟著封建社會更趨完備的意識形態。朱熹的學說，也對後來明朝王陽明的心學有深刻的影響。王陽明的知行合一思想正是在朱熹哲學基礎上的突破。朱熹的學術思想在世界文化史上，也具有重要影響。他的思想被尊奉爲官學，他關於經學註釋的著作成爲科舉考試的依據，而其本身則與孔子聖人並提，稱爲『朱子』。正是由於這個原因，朱熹之言，則成爲不能更改的、絕對的權威。易學亦是如此，朱熹撰《周易本義》列河洛、先天圖於卷首，又與弟子蔡氏父子（蔡元定、蔡沈）編撰《易學啟蒙》篤信和詮釋河洛、先天之學，後世皆以此立言，闡發朱子的河洛先天思想。從這個意義上講，朱熹真正確立了河洛之學和先天之學在學界的地位而爲後世大多易學家所認可。

## 五、註釋特色

朱熹的易學體系在於熔象數義理於一爐，而重點則是通過象數的研究以補《程傳》之不足。《本義》卷首九圖與《啟蒙》四篇是朱熹所編出的象數大略，構成他的易學體系的主幹。朱熹認爲，河圖洛書是天地自然之易的象數，伏羲八卦是先天之學的象數，文王八卦是後天之學的象數，卦變圖是孔子之易的象數。這四種象數雖然層次歷然，不可混淆，其實皆不外乎陰陽奇偶之動靜循環，至於其動其靜，則必有所以動靜之理，這就是所謂太極。因而太極陰陽之妙就成爲這四種不同象數的共同本質。太極是理，陰陽是氣，所謂太極陰陽之妙，實質上就是一個理與氣的關係問題，也就是朱熹理學思想的核心。

朱熹在歐陽修的影響下，重新探求《周易》的本義，他研究了《易經》和《易傳》的關係，一方面區分了經與傳，認爲『易本卜筮之書』，其中沒有那麼多的象數說法，也沒有那麼多的義理，和以往的象數易學比較，朱熹講爻位，但沒有『生出許多象數來』；和以往的義理易學相比，朱熹講含義，但沒有『硬要從中講出許多道理來』。另一方面，將《易傳》作了更爲深入的闡釋，認爲『伏羲易，自作伏羲易看，是時未有一辭也。文王易，自作文王易；周公易，自作周公易；孔子易，自作孔子易看。必欲牽合作一意看，不得。』（《朱子語類》卷六十六）將《易傳》與易學也進行了區分。這種經傳相分的觀點，突破了以往經傳不分的傳統觀念，由此肯定了《易傳》和歷代易學解易的價值，這是朱熹《周易本義》的又一大貢獻。

他的註釋不僅文字非常簡明扼要，而且在那些比較詳細的地方，也祇是取可解的來解，如不可曉的也不妄說。這是他對孔子解易原則的理解，也是他的《周易本義》所奉行的原則。

## 六、點校説明

本次點校以吴革本爲底本，基本原則是忠實於底本，故保留了所有底本中出現的異體字，如『於』、『于』混用，『御』、『禦』混用。吴革本『貞』、『敦』、『殷』、『恒』缺末筆，本次整理不缺末筆。通篇『補』均從『示』旁，不從衣旁。在本次録入時均從『衣』旁。

點校者　二〇一〇年四月

# 目錄


序　一
易圖　一
河圖　一
洛書　二
伏羲八卦次序　四
伏羲八卦方位　六
伏羲六十四卦次序　八
伏羲六十四卦方位　一三
文王八卦次序　一五
文王八卦方位　一六
卦變圖　一七
上經第一　二五
下經第二　五三
彖上傳第一　八三
彖下傳第二　九一
象上傳第三　九九
象下傳第四　一一一
繫辭上傳第五　一二三
繫辭下傳第六　一三七
文言傳第七　一四七

說卦傳第八 一五三
序卦傳第九 一五九
雜卦傳第十 一六三
五贊 一六五
原象 一六五
述旨 一六六
明筮 一六七
稽類 一六九
警學 一六九
筮儀 一七一

原書無此字。系點校者所加。

# 序

象、占，易本義也。伏犧畫卦，文王繫彖，周公繫爻，皆以象與占，决吉凶悔吝，各指其所之。孔子《十翼》專以義理發揮經言，豈有異旨哉。體用一源，顯微無間，互相發而不相悖也。程子以義理爲之傳，朱子以象占本其義。革每合而讀之，心融體驗，將終身玩索，庶幾寡過。昨刊《程傳》于章貢郡齋，今敬刊《本義》于朱子故里，與同志共之。抑朱子有言：順理則吉，逆理則凶，悔自凶而趨吉，吝自吉而向凶，必然之應也。夫子曰：不占而已矣。咸淳乙丑立秋日，後學九江吴革謹書。

# 易圖

朱熹集録

## 河圖

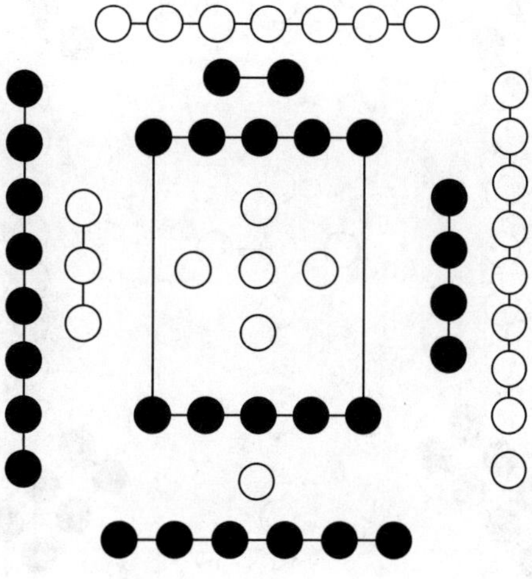

# 洛書

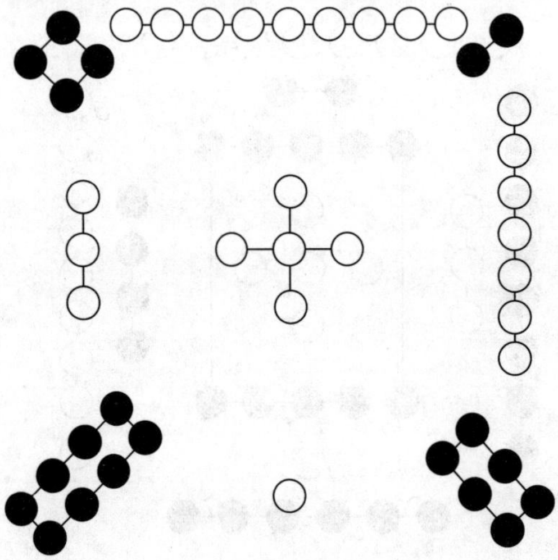

右《繫辭傳》曰：『河出圖，洛出書，聖人則之。』又曰：『天一、地二、天三、地四、天五、地六、天七、地八、天九、地十。天數五，地數五，五位相得而各有合。天數二十有五，地數三十，凡天地之數五十有五，此所以成變化而行鬼神也，此河圖之數也。洛書蓋取龜象，故其數戴九履一，左三右七，二四爲肩，六八爲足。』

蔡元定曰：『圖書之象，自漢孔安國、劉歆，魏關朗子明，有宋康節先生邵雍堯夫，皆謂如此。至劉牧始兩易其名而諸家因之，故今復之悉從其舊。』

## 伏羲八卦次序

| 八 | 七 | 六 | 五 | 四 | 三 | 二 | 一 | |
|---|---|---|---|---|---|---|---|---|
| 坤 | 艮 | 坎 | 巽 | 震 | 離 | 兌 | 乾 | 八卦 |
| 太陰 | | 少陽 | | 少陰 | | 太陽 | | 四象 |
| 陰 | | | | 陽 | | | | 兩儀 |

太極

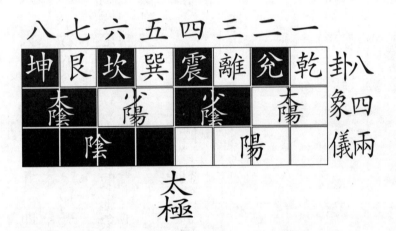

右《繫辭傳》曰：『易有太極，是生兩儀，兩儀生四象，四象生八卦。』邵子曰：『一分爲二，二分爲四，四分爲八也。』《説卦傳》曰：『易，逆數也。』邵子曰：『乾一、兊二、離三、震四、巽五、坎六、艮七、坤八，自乾至坤，皆得未生之卦，若逆推，四時之比也。後六十四卦次序放此。』

# 伏羲八卦方位

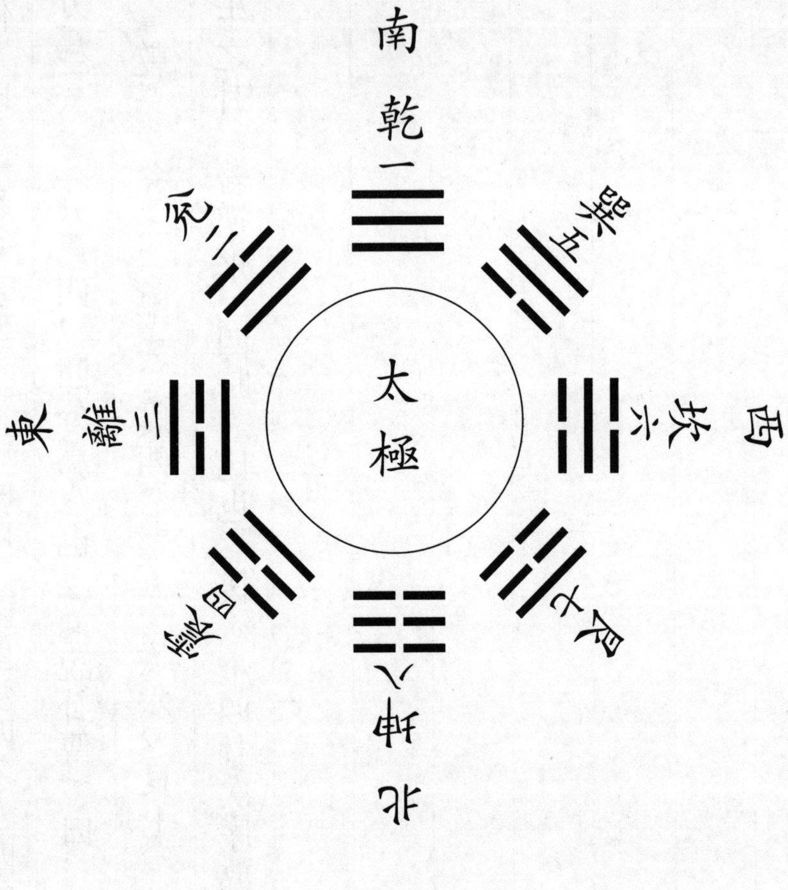

右《説卦傳》曰：『天地定位，山澤通氣，雷風相薄，水火不相射，八卦相錯。數往者順，知來者逆。』邵子曰：『乾南坤北，離東坎西，震東北，兊東南，巽西南，艮西北，自震至乾爲順，自巽至坤爲逆。後六十四卦方位放此。』

伏羲

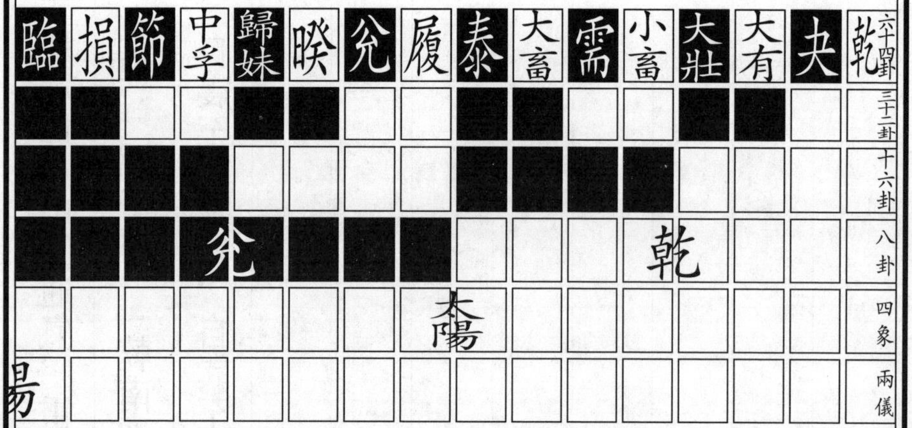

六　十

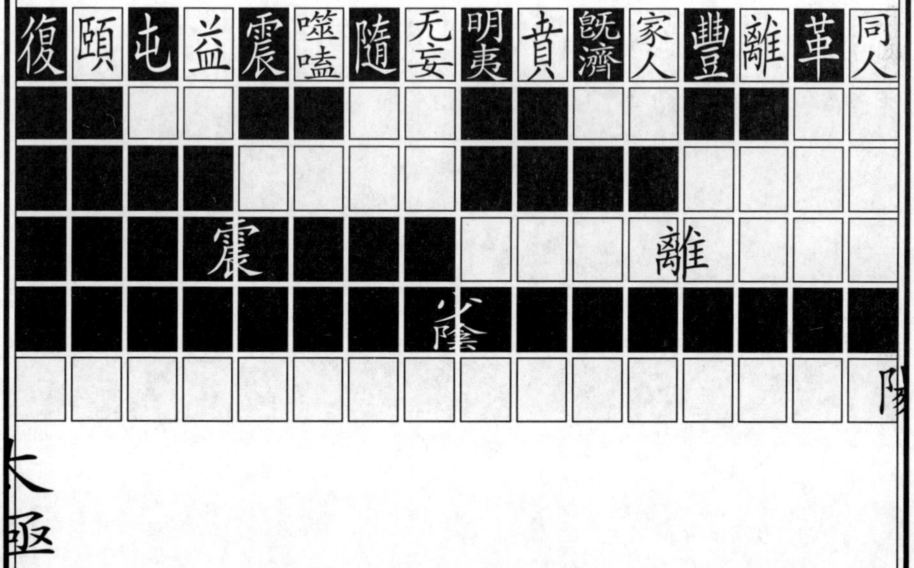

四卦

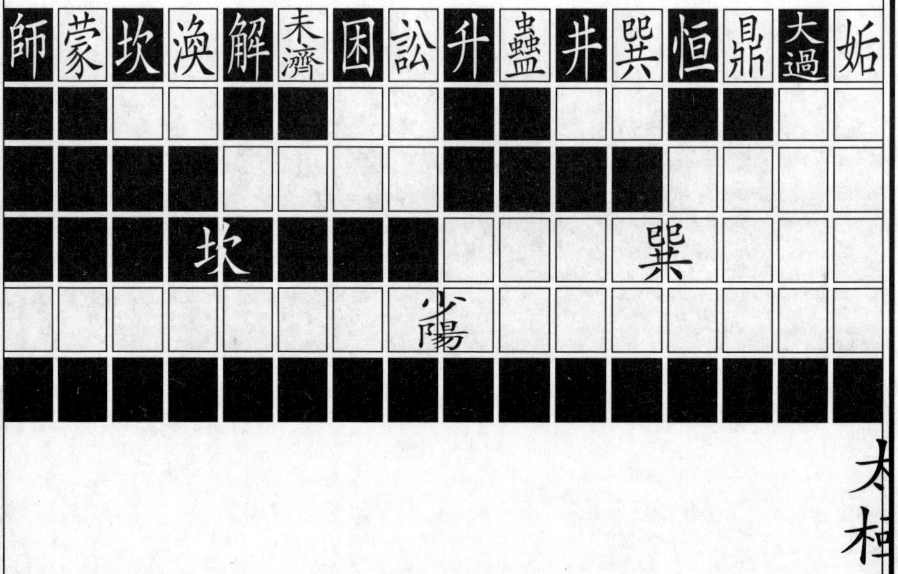

# 次序

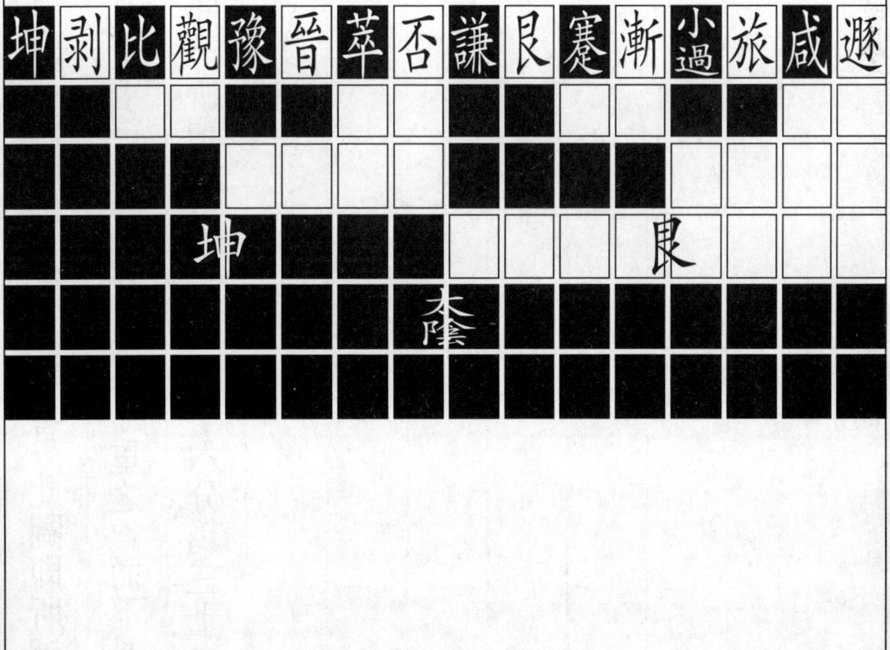

右前八卦次序圖即《繫辭傳》所謂八卦成列者，此圖即所謂因而重之者也。故下三畫即前圖之八卦，上三畫，則各以其序重之，而下卦因亦各衍而爲八也。若逐爻漸生，則邵子所謂八分爲十六，十六分爲三十二，三十二分爲六十四者，尤見法象自然之妙也。

# 伏羲六十四卦方位

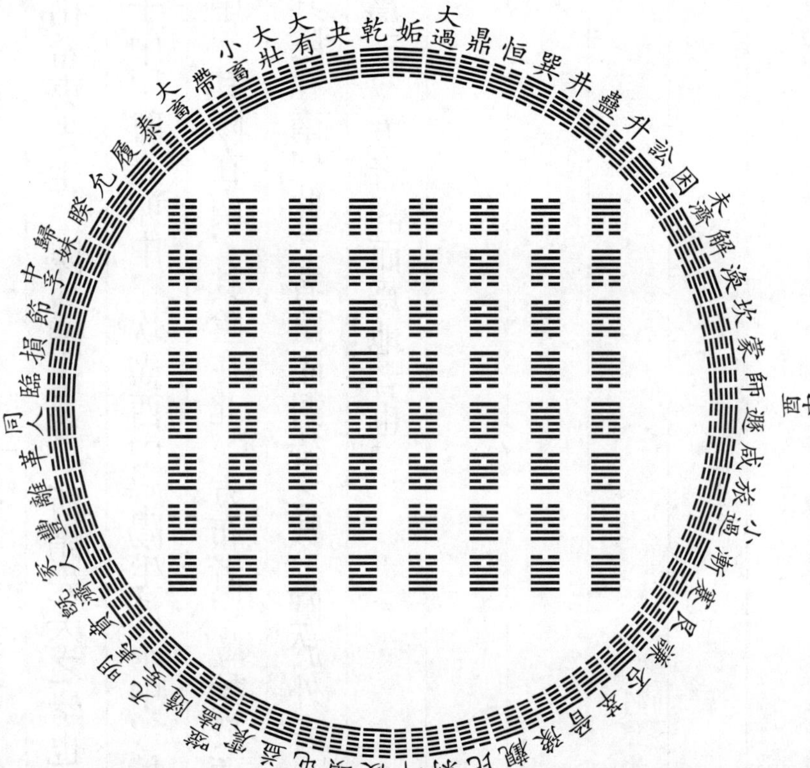
乾
夬
大有
大壯
小畜
需
大畜
泰
履
兌
睽
歸妹
中孚
節
損
臨
卯中
同人
革
離
豐
家人
既濟
賁
明夷
无妄
隨
噬嗑
震
益
屯
頤
復
坤
剝
比
觀
豫
晉
萃
否
謙
艮
蹇
漸
小過
旅
咸
遯
師
蒙
坎
酉中
渙
解
未濟
困
訟
升
蠱
井
巽
恒
鼎
大過
姤

右伏羲四圖，其説皆出邵氏，蓋邵氏得之李之才挺之，挺之得之穆脩伯長，伯長得之華山希夷先生。陳摶圖南者，所謂先天之學也。此圖圓布者，乾盡午中，坤盡子中，離盡卯中，坎盡酉中，陽生於子中，極於午中，陰生於午中，極於子中，其陽在南，其陰在北。方布者，乾始於西北，坤盡於東南，其陽在北，其陰在南，此二者陰陽對待之數，圓於外者爲陽，方於中者爲陰，圓者動而爲天，方者靜而爲地者也。

## 文王八卦次序

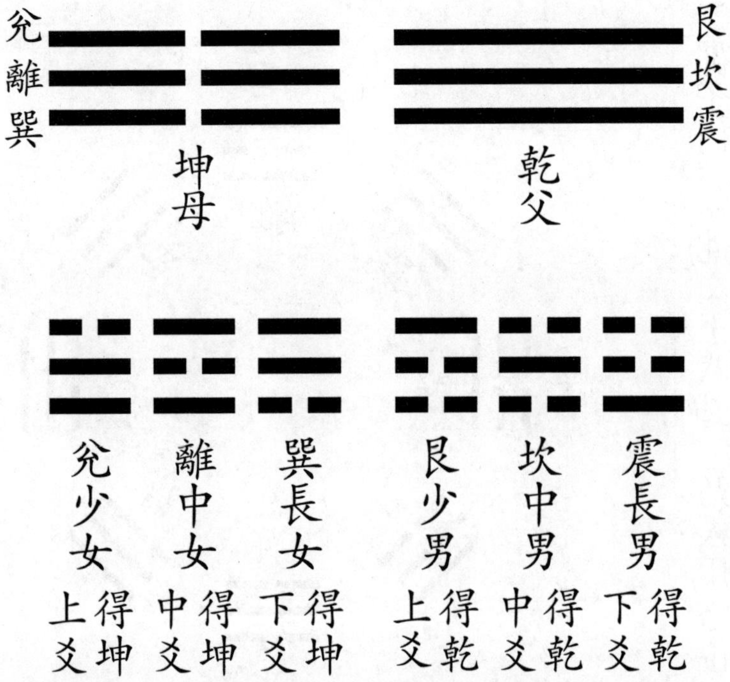
乾父
坤母
艮坎震
兌離巽
震長男 得乾下爻
坎中男 得乾中爻
艮少男 得乾上爻
巽長女 得坤下爻
離中女 得坤中爻
兌少女 得坤上爻

右見《說卦》

## 文王八卦方位

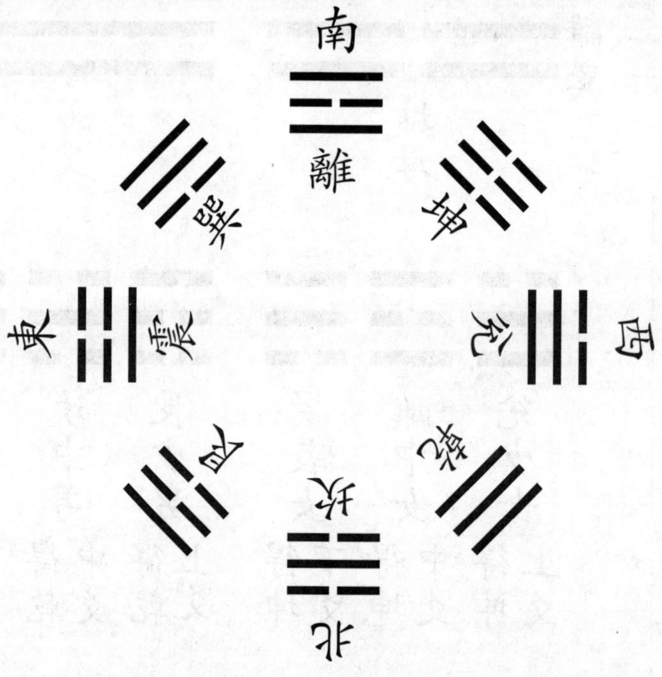


右見《說卦》邵子曰：『此文王八卦，乃入用之位，後天之學也。』

# 卦變圖

《彖傳》或以卦變爲說，今作此圖以明之，蓋易中之一義，非畫卦作易之本指也。

凡一陰一陽之卦各六，皆自復、姤而來。五陰五陽卦同，圖異。

剥　比　豫　謙　師　復

夬　大有　小畜　履　同人　姤

凡二陰二陽之卦各十有五，皆自臨、遯而來。四陰四陽卦同，圖異。

頤　屯　震　明夷　臨

蒙　坎　解　升

艮　蹇　小過

晉　萃

䷓觀

䷛大過　䷱鼎　䷸巽　䷅訟　䷠遯

䷰革　䷝離　䷤家人　䷘无妄

䷹兌　䷥睽　䷼中孚

䷄需　䷙大畜

䷡大壯

凡三陰三陽之卦各二十，皆自泰、否而來。

䷨損　䷻節　䷵歸妹　䷊泰

䷕賁　䷾既濟　䷶豐

䷔噬嗑　䷐隨

益

蠱 井 恒

未濟 困

渙

旅 咸

漸

否

咸 旅 漸 否

困 未濟 渙

井 蠱

恒

隨　噬嗑　益

既濟　賁

豐

節　損

歸妹

泰

凡四陰四陽之卦各十有五，皆自大壯、觀而來。二陰二陽圖已見前。

大畜　需　大壯

睽　兑

中孚

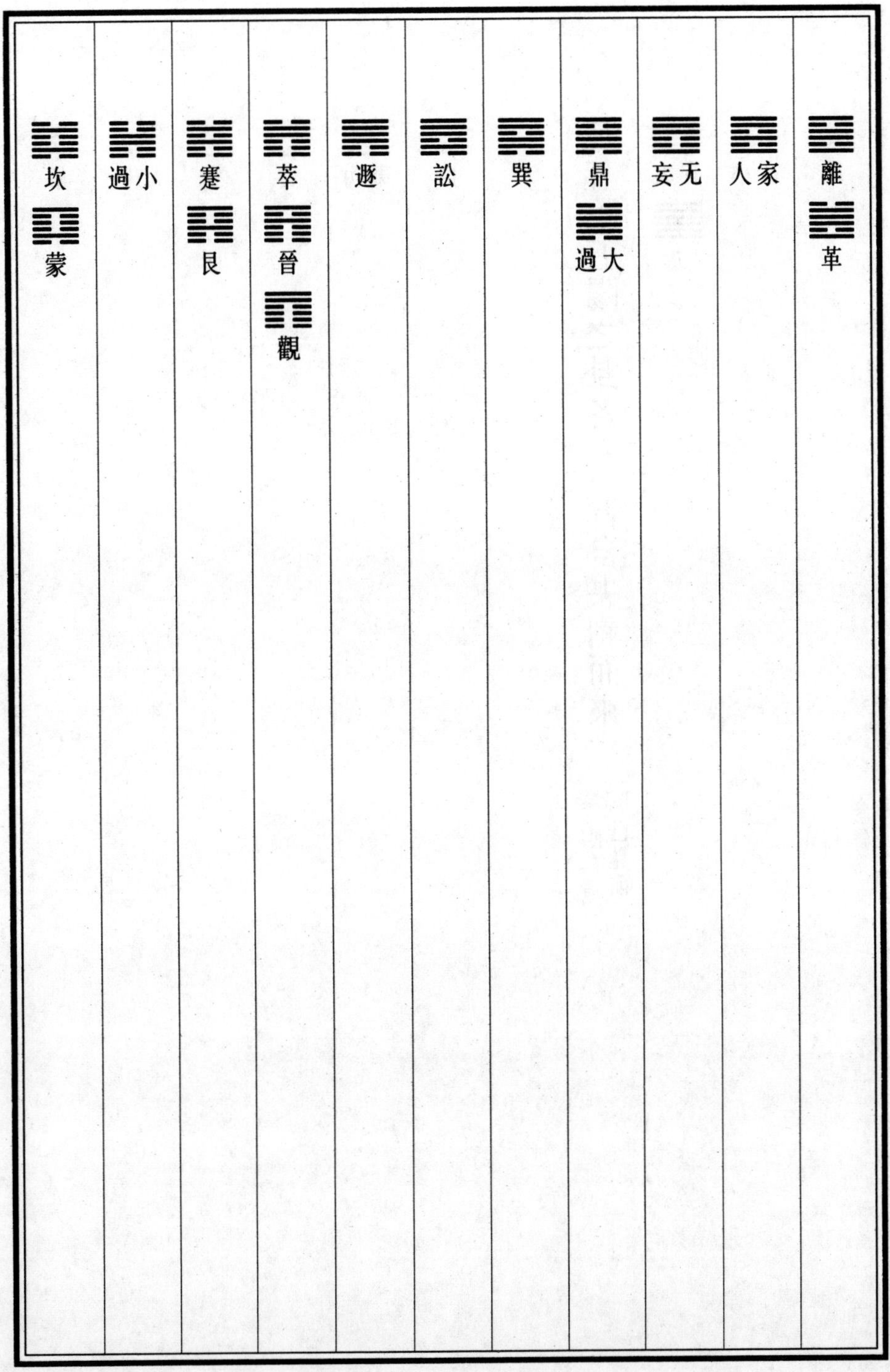
離
革
家人
无妄
鼎
大過
巽
訟
遯
萃
晉
觀
蹇
艮
小過
坎
蒙

解

升

屯

頤

震

明夷

臨

凡五陰五陽之卦各六，皆自夬剥而來。一陰一陽圖已見前。

大有

夬

小畜

履

同人　姤　比　剥　豫　謙　師　復

右易之圖九，有天地自然之易，有伏羲之易，有文王周公之易，有孔子之易。自伏羲以上皆無文字，只有圖書，最宜深玩。可見作易本原精微之意，文王以下方有文字，即今之《周易》，然讀者亦宜各就本文消息，不可便以孔子之說爲文王之說也。

# 周易上經第一

朱熹本義

周，代名也。易，書名也。其卦本伏羲所畫，有交易、變易之義，故謂之《易》。其辭則文王、周公所繫，故繫之周以其簡袠重大，故分爲上下兩篇。經則伏羲之畫，文王周公之辭也，并孔子所作之傳十篇，凡十二篇，中間頗爲諸儒所亂，近世晁氏始正其失，而未能盡合古文，吕氏又更定著爲經二卷，傳十卷，乃復孔氏之舊云。

䷀ 乾下乾上 **乾：元、亨、利、貞。** 六畫者，伏羲所畫之卦也。⚊者，奇也，陽之數也。乾者，健也，陽之性也。本注乾字，三畫卦之名也。下者，內卦也，上者，外卦也。經文乾字六畫卦之名也。伏羲仰觀俯察，見陰陽有奇耦之數，故畫一奇以象陽，畫一耦以象陰，見一陰一陽有各生一陰一陽之象，故自下而上，再倍而三，以成八卦。見陽之性健而其成形之大者爲天，故三奇之卦名之曰乾，而擬之於天也。三畫已具，八卦已成，則又三倍其畫以成六畫，而爲八卦。之上各加八卦以成六十四卦也。此卦六畫皆奇，上下皆乾，則陽之純而健之至也。故乾之名天之象，皆不易焉。元、亨、利、貞，文王所系之辭，以斷一卦之吉凶，所謂彖辭者也。元，大也。亨，通也。利，宜也。貞，正而固也。文王以爲乾道大通而至正，故於筮得此卦而六爻皆不變者，言其占當得大通而必利在正固，然後可以保其終也。此聖人所以作易教人卜筮，而可以開物成務之精意。餘卦放此。**初九，潛龍勿用。**『初九』者，卦下陽爻之名。凡畫卦者，自下而上，故以下爻爲初，陽數九爲老，七爲少，老變而少不變，故謂陽爻爲九。『潛龍勿用』周公所繫之辭，以斷一爻之吉凶，所謂爻辭者也。潛，藏也。龍，陽物也。初，陽在下未可施用，故其象爲潛龍，其占曰勿用。凡遇乾而此爻變者，當觀此象而玩其占也。餘爻放此。**九二：見龍在田，利見大人。**二，謂自下而上第二爻也，後放此。九二剛健中正，出潛離隱，澤及於物，物所利見，故其象爲見龍在田，其占爲利見大人。九二雖未得位，而大人之德已著，常人不足以當之，故值此爻之變者，但爲利見此人而已，蓋亦謂在下之大人也。此以爻與占者相爲主賓，自爲一例，若有見龍之德，則爲利見九五在上之大人矣。**九三：君子終日乾乾，夕惕若，厲，无咎。**九，陽爻。三，陽位，重剛不中，居下之上，乃危地也。然性體剛健，有能乾乾惕厲之象，故其占如此，君子指占者而言，言能憂懼如是，則雖處危地而无咎也。**九四：或躍在淵，无咎。**或者，疑而未定之辭。躍者，無所緣而絕於地，特未飛耳。淵者，上空下洞，深昧不測之所。龍之在是，若下於田，或躍而起，則向乎天矣。九陽四陰，居上之下，改革之際，進退未定之時也。故其象如此，其占能隨時進退，則无咎也。**九五：飛龍在天，利見大人。**剛健中正以居尊位，如以聖人之德居聖人之位，故其象如此，而占法與九二同。特所利見者，在上之大人耳。若有其位則爲利見九二在下之大人也。**上九：亢龍有悔。**上者，最上一爻之名。亢者，過於上而不能下之意也。陽極於上，動必有悔，故其象占如此。**用九：見群龍无首，吉。**用九，言凡筮得陽爻者，皆用九而不用七，蓋諸卦百九十二陽爻之通例也。以此卦純陽而居首，故於此發之，而聖人因繫之辭，使遇此卦而六爻皆變者，即此占之。蓋六陽皆變，剛而能柔，吉之道也。故爲群龍无首之象，而其占爲如是，則吉也。《春秋傳》曰：『乾之坤曰見群龍无首吉。』蓋即純坤卦辭，牝馬之貞，先迷後得，東北喪朋之意。

䷁ 坤下坤上 **坤，元亨，利牝馬之貞，君子有攸往，先迷後得主利。西南得**

朋，東北喪朋，安貞，吉。⚋者，耦也，陰之數也。坤者，順也，陰之性也。注中者，三畫卦之名也。經中者，六畫卦之名也。陰之成形，莫大於地，此卦三畫皆耦，故名坤，而象地，重之又得坤焉，則是陰之純順之至。故其名與象皆不易也。牝馬，順而健行者，陽先陰後，陽主義，陰主利。西南陰方，東北陽方。安，順之爲也。貞，健之守也。遇此卦者，其占爲大亨，而利以順，健爲正。如有所往，則先迷後得而主於利。往西南則得朋，往東北則喪朋，大抵能安於正，則吉也。

初六：履霜，堅冰至。六，陰爻之名，陰數，六老而八少。故謂陰爻爲六也。霜，陰氣所結，盛則水凍而爲冰。此爻陰始生於下，其端甚微，而其勢必盛，故其象如履霜，則知堅冰之將至也。夫陰陽者，造化之本，不能相无，而消長有常，亦非人所能損益也。然陽主生，陰主殺，則其類有淑慝之分焉。故聖人作易，於其不能相無者，既以健順仁義之屬明之，而無所偏主。至其消長之際，淑慝之分，則未嘗不致其扶陽抑陰之意焉。蓋所以贊化育而參天地者，其旨深矣。不言其占者，謹微之意，已可見於象中矣。

六二：直、方、大，不習，无不利。柔順正固，坤之直也。賦形有定，坤之方也。德合無疆，坤之大也。六二柔順而中正，又得坤道之純者，故其德內直外方而又盛大，不待學習而无不利，占者有其德則其占如是也。

六三：含章，可貞。或從王事，无成有終。六陰三陽，內含章美，可貞以守。然居下之上，不終含藏，故或時出而從上之事，則始雖无成，而後必有終。爻有此象，故戒占者有此德，則如此占也。

六四：括囊无咎，无譽。括囊，言結囊口而不出也。譽者，過實之名。謹密如是，則无咎，而亦无譽矣。六四重陰不中，故其象占如此，蓋或事當謹密，或時當隱遁也。

六五：黃裳，元吉。黃，中色。裳，下飾。六五，以陰居尊，中順之德，充諸內而見於外，故其象如此而其占爲大善之吉也。占者德必如是，則其占亦如是矣。《春秋傳》南蒯將叛，筮得此爻，以爲大吉。子服惠伯曰：『忠信之事則可，不然必敗。外彊內溫，忠也。和以率貞，信也。故曰黃裳，元吉。黃，中之色也。裳，下之飾也。元，善之長也。中不忠，不得其色，下不共，不得其飾，事不善，不得其極。』且夫易不可以占險，二者有闕，筮雖當，未也。後蒯果敗。此可以見占法矣。上六：龍戰於野，其血玄黃。陰盛之極，至與陽爭，兩敗俱傷，其象如此。占者如是，其凶可知。用六：利永貞。用六，言凡得陰爻者，皆用六而不用八，亦通例也。以此卦純陰而居首故發之。遇此卦而六爻俱變者，其占如此辭。蓋陰柔不能固守，變而爲陽，則能永貞矣。故戒占者以利永貞，即乾之利貞也。自坤而變，故不足於大亨云。

䷂震下坎上屯，元亨，利貞，勿用，有攸往，利建侯。震、坎，皆三畫卦之名。震，一陽動於二陰之下，故其德爲動，其象爲雷。坎，一陽陷於二陰之間，故其德爲陷、爲險，其象爲雲爲雨爲水。屯，六畫卦之名也，難也，物始生而未通之意，故其爲字，象屮穿地始出而未申也。其卦以震遇坎，乾坤始交而遇險陷，故其名爲屯。震動在下，坎險在上，是能動乎險中。能動雖可以亨，而在險則宜守正而未可遽進。故筮得之者，其占爲大亨，而利於正，但未可遽有所往耳。又初九，陽居陰下，而爲成卦之主，是能以賢下人，得民而可君之象。故筮立君者，遇之則吉也。初九：磐桓，利居貞，利建侯。磐桓，難進之貌。屯難之初，以陽在下，又居動體而上應陰柔險陷之爻，故有磐桓之象。然居得其正，故其占利於居貞。又本成卦之主，以陽下陰，爲民所歸侯之象也，故其象又如此，而占者如是，則利建以爲侯也。六二：屯如，邅如，乘馬班如，匪寇，婚媾，女子貞，不字，十年乃字。班，分布不進之貌。字，許嫁也。《禮》曰：『女子許嫁，笄而字。』六二陰柔中正，有應於上，而乘初剛，故爲所難而邅迴不進。然初非爲寇也，乃求與己爲婚媾耳。但己守正，故不之許，至於十年，數窮理極，則妄求者去，正應者合，而可許矣。爻有此象，故因以戒占者。

六三：即鹿，无虞，惟入於林中。君子幾不如舍，往吝。陰柔居下，不中不正，上无正應，妄行取困，爲逐鹿无虞，陷入林中之象。君子見幾不如舍去，若往逐不舍，必致羞吝，戒占者宜如是也。六四：乘馬班如，求婚媾，往吉，无不利。陰柔居屯，不能上進，故爲乘馬班如之象。然初九守正居下，以應於己，故其占爲下，求婚媾則吉也。九五：屯其膏，小貞吉，大貞凶。九五雖以陽剛中正居尊位，然當屯之時，陷於險中，雖有六二正應，而陰柔才弱，不足以濟。初九得民於下，衆皆歸之，九五坎體有膏潤而不得施，爲屯其膏之象，占者以處小事，則守正猶可獲吉，以處大事，則雖正而不免於凶。上六：乘馬班如，泣血漣如。陰柔無應，處屯之終，進無所之，憂懼而已。故其象如此。

䷃ 坎下艮上 蒙，亨。匪我求童蒙，童蒙求我。初筮告，再三瀆，瀆則不告，利貞。艮亦三畫卦名，一陽止於二陰之上，故其德爲止，其象爲山。蒙，昧也。物生之初，蒙昧未明也。其卦以坎遇艮，山下有險，蒙之地也。內險外止，蒙之意也，故其名爲蒙。亨，以下占辭也。九二內卦之主，以剛居中，能發人之蒙者，而與六五陰陽相應，故遇此卦者，有亨道也。我，二也。童蒙，幼稚而蒙昧謂五也。筮者明，則人當求我。而其亨在人，筮者暗，則我當求人，而亨在我。人求我者，當視其可否而應之，我求人者，當致其精一而扣之。而明者之養蒙，與蒙者之自養，又皆利於以正也。初六：發蒙，利用刑人，用說桎梏，以往吝。以陰居下，蒙之甚也。占者遇此，當發其蒙。然發之之道，當痛懲而暫舍之，以觀其後。若遂往而不舍，則致羞吝矣。戒占者當如是也。九二：包蒙，吉。納婦，吉。子克家。九二以剛陽爲内卦之主，統治群陰，當發蒙之任也。然所治既廣，物性不齊，不可一槩取必。而爻之德，剛而不過，爲能有所包容之象，又以陽受陰，爲納婦之象，又居下位，而能任上事，爲子克家之象，故占者有其德，而當其事，則如是而吉也。六三：勿用取女，見金夫，不有躬，无攸利。六三陰柔不中不正，女之見金夫，而不能有其身之象也。占者遇之，則其取女必得，如是之人，無所利矣。金夫，蓋以金賂己而挑之，若魯秋胡之爲者。六四：困蒙，吝。既遠於陽，又無正應，爲困於蒙之象。占者如是，可羞吝也。能求剛明之德而親近之，則可免矣。六五：童蒙，吉。柔中居尊，下應九二，純一未發，以聽於人。故其象爲童蒙，而其占爲如是，則吉也。上九：擊蒙，不利爲寇，利禦寇。以剛居上，治蒙過剛，故爲擊蒙之象。然取必太過，攻治太深，則必反爲之害，惟捍其外誘，以全其真純，則雖過於嚴密，乃爲得宜，故戒占者，如此凡事皆然，不止爲誨人也。

䷄乾下坎上　需，有孚，光亨，貞吉，利涉大川。需，待也。以乾遇坎，乾健坎險，以剛遇險而不遽進，以陷於險，待之義也。孚，信之在中者也。其卦九五以坎體中，實陽剛中正，而居尊位，爲有孚得正之象，坎水在前，乾健臨之，將涉水而不輕進之象。故占者爲有所待，而能有信，則光亨矣。若又得正則吉，而利涉大川，正固無所不利，而涉川尤貴於能待，則不欲速而犯難也。初九：需于郊，利用恒，无咎。郊，曠遠之地，未近於險之象也。而初九陽剛，又有能常於其所之象，故戒占者能如是，則无咎也。九二：需于沙，小有言，終吉。沙，則近於險矣。言語之傷，亦災害之小者，漸進近坎，故有此象。剛中能需，故得終吉。

戒占者當如是也。九三：需于泥，致寇至。泥，將陷於險矣。寇則害之大者。九三去險愈近，而過剛不中，故其象如此。六四：需于血，出自穴。血者，殺傷之地。穴者，險陷之所。四交坎體入乎險矣。故爲需于血之象，然柔得其正，需而不進，故又爲出自穴之象。占者如是，則雖在傷地而終得出也。九五：需于酒食，貞吉。酒食，宴樂之具，言安以待之。九五陽剛中正，需于尊位，故有此象。占者如是而正固，則得吉也。上六：入于穴，有不速之客三人來，敬之，終吉。陰居險極，無復有需，有陷而入穴之象，下應九三，九三與下二陽需極並進，爲不速客三人之象。柔不能禦，而能順之，有敬之之象。占者當陷險中，然於非意之來，敬以待之，則得終吉也。

䷅ 坎下乾上

訟，有孚，窒惕，中吉，終凶。利見大人，不利涉大川。訟，爭辨也。上乾下坎，乾剛坎險，上剛以制其下，下險以伺其上，又爲內險而外健，又爲己險而彼健，皆訟之道也。九二中實，上无應與，又爲加憂，且於卦變自遯而來，爲剛來居二，而當下卦之中，有有孚而見窒，能懼而得中之象。上九過剛，居訟之極，有終極其訟之象。九五剛健中正以居尊位，有大人之象，以剛乘險，以實履陷，有不利涉大川之象。故戒占者必有爭辨之事，而隨其所處爲吉凶也。初六：不永所事，小有言，終吉。陰柔居下，不能終訟，故其象占如此。九二：不克訟，歸而逋，其邑人三百户，无眚。九二陽剛，爲險之主，本欲訟者也，然以剛居柔，得下之中，而上應九五，陽剛居尊，勢不可敵，故其象占如此。邑人三百户，邑之小者，言自處卑約，以免災患。占者如是，則无眚矣。

六三：食舊德，貞厲，終吉，或從王事，无成。食，猶食邑之食，言所享也。六三陰柔非能訟者，故守舊居正，則雖危而終吉。然或出而從上之事，則亦必无成功。占者守常而不出，則善也。九四：不克訟，復即命，渝，安貞，吉。即，就也。命，正理也。渝，變也。九四剛而不中，故有訟象，以其居柔，故又爲不克而復就正理，渝變其心，安處於正之象。占者如是，則吉也。九五：訟，元吉。陽剛中正以居尊位，聽訟而得其平者也。占者遇之，訟而有理，必獲申矣。上九：或錫之鞶帶，終朝三褫之。鞶帶，命服之飾。褫，奪也。以剛居訟，極終訟而能勝之，故有錫命受服之象。然以訟得之，豈能安久，故又有終朝三褫之象。其占爲終訟無理，而或取勝，然其所得終必失之，聖人爲戒之意深矣。

䷆ 坎下坤上

師，貞，丈人，吉，无咎。師，兵衆也。下坎上坤，坎險坤順，坎水坤地，古者寓兵於農，伏至險於大順，藏不測於至靜之中，又卦惟九二一陽居下卦之中，爲將之象。上下五陰順而從之，爲衆之象。九二以剛居下而用事，六五以柔居上而任之，爲人君命將出師之象，故其卦之名曰師。丈人，長老之稱，用師之道，利於得正而任老成之人，乃得吉而无咎。戒占者亦必如是也。初六：師出以律，否臧凶。律，法也。否臧謂不善也。晁氏曰：否字，先儒多作不，是也。在卦之初，爲師之始，出師之道，當謹其始。以律則吉，不臧則凶。戒占者當謹始而守法也。九二：在師中，吉，无咎。王三錫命。九二在下，爲衆陰所歸，而有剛中之德，上應於五而爲所寵任。故其象占如此。六三：師或輿尸，凶。輿尸，謂師徒撓敗，輿尸而歸也。以陰居陽，才弱志剛，不中不正，而犯非其分，故其象占如此。

六四：師左次，无咎。左次，謂退舍也。陰柔不中而居陰得正，故其象如此。全師以退，賢於六三遠矣。故其占如此。六五：田有禽，利執言，无咎。長子帥師，弟子輿尸，貞凶。六五用師之主，柔順而中，不爲兵端者也。敵加於己，不得已而應之，故爲田有禽之象。而其占利以搏執而无咎也。言，語辭也。長子，九二也。弟子，三四也。又戒占者，專於委任，若使君子任事，而又使小人參之，則是使之輿尸而歸，故雖正而亦不免於凶也。上六：大君有命，開國承家，小人勿用。師之終，順之極，論功行賞之時也。坤爲土，故有開國承家之象，然小人則雖有功，亦不可使之，得有爵土，但優以金帛可也，戒行賞之人，於小人則不可用此占，而小人遇之，亦不得用此爻也。

䷇ 坤下坎上 比，吉，原筮，元永貞，无咎，不寧方來，後夫凶。比，親輔也。九五以陽剛居上之中，而得其正，上下五陰，比而從之，以一人而撫萬邦，以四海而仰一人之象，故筮者得之，則當爲人所親輔。然必再筮以自審，有元善長永正固之德，然後可以當衆之歸而无咎，其未比而有所不安者，亦將皆來歸之，若又遲而後至，則此交已固，彼來已晚，而得凶矣。若欲比人，則亦以是而反觀之耳。初六：有孚，比之无咎，有孚盈缶，終來有它，吉。比之初，貴乎有信，則可以无咎矣。若其充實則又有它吉也。六二：比之自內，貞吉。柔順中正，上應九五，自內比外，而得其正吉之道也。占者如是，則正而吉矣。六三：比之匪人。陰柔不中，正承乘應，皆陰所比，皆非其人之象。其占大凶，不言可知。六四：外比之貞，吉。以柔居柔，外比九五，為得其正，吉之道也。占者如是，則正而吉矣。**九五：顯比，王用三驅，失前禽，邑人不誡，吉。**一陽居尊，剛健中正，卦之群陰皆來比己，顯其比而無私，如天子不合圍，開一面之網，來者不拒，去者不追，故為用三驅。失前禽，而邑人不誡之象，蓋雖私屬，亦喻上意，不相警備，以求必得也。凡此皆吉之道，占者如是，則吉也。**上六：比之无首，凶。**陰柔居上，無以比下，凶之道也。故為無首之象，而其占則凶也。

䷈ 乾下巽上 **小畜，亨。密雲不雨，自我西郊。**巽，亦三畫卦之名。一陰伏於二陽之下，故其德為巽，為入，其象為風，為木，小陰也，畜止之之義也。上巽下乾，以陰畜陽，又卦唯六四一陰，上下五陽，皆為所畜，故為小畜。又以陰畜陽，能繫而不能固，亦為所畜者小之象。內健外巽，二五皆陽，各居一卦之中而用事，有剛而能中，其志得行之象。故其占當得亨通，然畜未極而施未行，故有密雲不雨，自我西郊之象。蓋密雲，陰物。西郊，陰方。我者，文王自我也。文王演《易》於羑里，視岐周為西方，正小畜之時也。筮者得之，則占亦如其象云。**初九：復自道，何其咎，吉。**下卦乾體，本皆在上之物，志欲上進而為陰所畜，然初九體乾居下，得正前遠於陰，雖與四為正應而能自守，以正不為所畜，故有進復自道之象。占者如是，則无咎而吉也。**九二：牽復，吉。**三陽志同而九二漸近於陰，以其剛中，故能與初九牽連而復，亦吉道也。占者如是，則吉矣。**九三：輿說輻，夫妻反目。**九三亦欲上進，然剛而不中，迫近於陰而又非正應，但以陰陽相說而為所繫畜，不能自進，故有輿說輻之象。然以志剛，故又不能平而與之爭，故又為夫妻反目之象。戒占者如是，則不得進而有所爭也。**六四：有孚，血去，惕出，无咎。**以一陰畜衆陽，本有傷害憂懼，以其柔順得正，虛中巽體，二陽助之，是有孚而血去，惕出之象也，无咎宜矣。故戒占者，亦有其德則无咎也。**九五：有孚攣如，富以其鄰。**巽體三爻，同力畜乾，鄰之象也。而九五居中處尊，勢能有爲，以兼乎上下，故爲有孚攣固，用富厚之力而以其鄰之象。以，猶《春秋》『以某師』之『以』，言能左右之也。占者有孚，則能如是也。**上九：既雨既處，尚德載，婦貞厲，月幾望，君子征凶。**畜極而成，陰陽和矣。故爲既雨既止之象。蓋尊尚陰德，至於積滿而然也。陰加於陽，故雖正亦厲，然陰既盛而亢，陽則君子，亦不可以有行矣。其占如此，爲戒深矣。

䷉ 兌下乾上

**履虎尾，不咥人，亨。**兌，亦三畫卦之名。一陰見於二陽之上，故其德爲說，其象爲澤，履，有所躡而進之意也。以兌遇乾，和說以躡剛強之後，有履虎尾而不見傷之象，故其卦爲履，而占如是也。人能如是，則處危而不傷矣。**初九：素履，往无咎。**以陽在下，居履之初，未爲物遷，率其素履者也。占者如是，則往而无咎也。**九二：履道坦坦，幽人貞吉。**剛中在下，无應於上，故爲履道平坦，幽獨守貞之象。幽人履道而遇其占，則正而吉矣。**六三：眇能視，跛能履，履虎尾，咥人，凶，武人爲于大君。**六三，不中不正，柔而志剛，以此履乾，必見傷害，故其象如此，而占者凶。又爲剛武之人，得志而肆暴之象，如秦政、項籍，豈能久也。**九四：履虎尾，愬愬終吉。**九四，亦以不中不正，履九五之剛。然以剛居柔，故能戒懼而得終吉。**九五：夬履，貞厲。**九五以剛中正履帝位，而下以兌說應之，凡事必行。无所疑礙。故其象爲夬決其履，雖使得正，亦危道也。故其占爲雖正而危，爲戒深矣。上九：視履考祥，其旋元吉。視履之終，以考其祥，周旋无虧，則得元吉。占者禍福，視其所履而未定也。

䷊ 乾下坤上 泰，小往大來，吉亨。泰，通也。爲卦天地交而二氣通，故爲泰。正月之卦也，小，謂陰。大，謂陽。言坤往居外，乾來居內。又自歸妹來，則六往居四，九來居三也。占者有剛陽之德，則吉而亨矣。初九：拔茅茹以其彙，征吉。三陽在下，相連而進，拔茅連茹之象，征行之吉也。占者陽剛，則其征吉矣。郭璞《洞林》讀至『彙』字絶句，下卦放此。九二：包荒，用馮河，不遐遺，朋亡，得尚于中行。九二以剛居柔，在下之中，上有六五之應，主乎泰而得中道者也。占者能包容荒穢，而果斷剛決，不遺遐遠，而不昵朋比，則合乎此爻中行之道矣。九三：无平不陂，无往不復，艱貞无咎，勿恤其孚，于食有福。將過乎中，泰將極而否欲來之時也。恤，憂也。孚，所期之信也。戒占者艱難守正，則无咎而有福。六四：翩翩，不富以其鄰，不戒以孚。已過乎中，泰已極矣，故三陰翩然而下復，不待富而其類從之，不待戒令而信也。其占爲有小人合交以害正道，君子所當戒也。陰虛陽實，故凡言不富者，皆陰爻也。六五：帝乙歸妹，以祉元吉。以陰居尊，爲泰之主。柔中虛己，下應九二，吉之道也。而帝乙歸妹之時，亦嘗占得此爻。占者如是，則有祉而元吉矣。凡經以古人爲言，如高宗、箕子之類者，皆放此。上六：城復于隍，勿用師，自邑告命，貞吝。泰極而否，城復于隍之象。戒占者不可力爭，但可自守，雖得其正，亦不免於羞吝也。

䷋ 坤下乾上 **否之匪人，不利君子貞，大往小來。**否，閉塞也，七月之卦也。正與泰反，故曰匪人，謂非人道也。其占不利於君子之正道，蓋乾往居外，坤來居內，又自漸卦而來，則九往居四，六來居三也。或疑『之匪人』三字衍文，由比比六三而誤也。《傳》不特解，其義亦可見。**初六：拔茅茹以其彙，貞吉亨。**三陰在下，當否之時，小人連類而進之象，而初之惡則未形也。故戒其貞則吉而亨。蓋能如是，則變而爲君子矣。**六二：包承，小人吉，大人否，亨。**陰柔而中正，小人而能包容承順乎君子之象，小人之吉道也。故占者小人如是則吉，大人則當安守其否而後道亨。蓋不可以彼包承於我，而自失其守也。**六三：包羞。**以陰居陽而不中正，小人志於傷善而未能也，故爲包羞之象。然以其未發，故无凶咎之戒。**九四：有命，无咎，疇離祉。**否過中矣，將濟之時也。九四以陽居陰，不極其剛，故其占爲有命无咎，而疇類三陽，皆獲其福也。命謂天命。**九五：休否，大人吉。其亡其亡，繫于苞桑。**陽剛中正以居尊位，能休時之否，大人之事也。故此爻之占，大人遇之則吉。然又當戒懼如《繫辭傳》所云也。**上九：傾否。先否後喜。**以陽剛居否極，能傾時之否者也。其占爲先否後喜。

䷌ 離下乾上 **同人于野，亨。利涉大川，利君子貞。**離，亦三畫卦之名。一陰麗於二陽之間，故其德爲麗、爲文明，其象爲火、爲日、爲電。同人，與人同也。以離遇乾，火上同於天，六二得位得中，而上應九五，又卦唯一陰而五陽同與之，故爲同人。于野，謂曠遠而无私也，有亨道矣。以健而行，故能涉川。爲卦內文明而外剛健，六二中正而有應，則君子之道也。占者能如是，則亨，而又可涉險。然必其所同合於君子之道，乃爲利也。**初九：同人于門，无咎。**同人之初，未有私主。以剛在下，上无係應，可以无咎。故其象占如此。**六二：同人于宗，吝。**宗，黨也。六二雖中且正，然有應於上，不能大同而係於私，吝之道也。故其象占如此。

**九三：伏戎于莽，升其高陵，三歲不興。**剛而不中，上无正應，欲同於二而非其正，懼九五之見攻，故有此象。**九四：乘其墉，弗克攻，吉。**剛不中正，又无應與，亦欲同於六二，而爲三所隔，故爲乘墉以攻之象。然以居柔，故有自反而不克攻之象。占者如是，則是能改過而得吉也。

**九五：同人先號咷而後笑，大師克相遇。**五剛中正，二以柔中正，相應於下，同心者也，而爲三四所隔，不得其同。然義理所同，物不得而間之，故有此象。然六二柔弱而三四剛強，故必用大師以勝之，然後得相遇也。**上九：同人于郊，无悔。**居外无應，物莫與同，然亦可以无悔，故其象占如此。郊，在野之內，未至於曠遠，但荒僻無與同耳。

䷍ 乾下離上 **大有，元亨。**大有，所有之大也。離居乾上，火在天上，无所不照，又六五一陰居尊得中，而五陽應之，故爲大有。乾健離明，居尊應天，有亨之道。占者有其德，則大善而亨也。**初九：无交害，匪咎，艱則无咎。**雖當大有之時，然以陽居下，上無系應，而在事初，未涉乎害者也。何咎之有？然亦必艱以處之，則无咎。戒占者宜如是也。**九二：大車以載，有攸往，无咎。**剛中在下，得應乎上，爲大車以載之象，有所往而如是，可无咎矣。占者

『已』，疑當作『己』。

必有此德，乃應其占也。九三：公用亨于天子，小人弗克。亨，《春秋傳》作享，朝獻也。古者，亨通之亨，享獻之享，烹飪之烹，皆作亨字。九三居下之上，公侯之象。剛而得正，上有六五之君，虛中下賢，故爲享于天子之象。占者有其德，則其占如是，小人无剛正之德，則雖得此爻，不能當也。九四：匪其彭，无咎。『彭』字音義未詳。《程傳》曰『盛貌』，理或當然。六五柔中之君，九四以剛近之，有僭偪之嫌。然以其處柔也，故有不極其盛之象，而得无咎。戒占者宜如是也。六五：厥孚交如，威如，吉。大有之世，柔順而中，以處尊位。虛已▲以應九二之賢，而上下歸之，是其孚信之交也。然君道貴剛，太柔則廢，當以威濟之，則吉。故其象占如此，亦戒辭也。上九：自天祐之，吉，无不利。大有之世，以剛居上，而能下從六五，是能履信思順而尚賢也。滿而不溢，故其占如此。

䷎ 艮下坤上 謙，亨，君子有終。謙者，有而不居之義。止乎內而順乎外，謙之意也。山至高而地至卑，乃屈而止於其下，謙之象也。占者如是，則亨通而有終矣。有終，謂先屈而後伸也。初六：謙謙君子，用涉大川，吉。以柔處下，謙之至也。君子之行也，以此涉難，何往不濟？故占者如是，則利以涉川也。六二：鳴謙，貞吉。柔順中正，以謙有聞，正而且吉者也。故其占如此。九三：勞謙君子，有終，吉。卦唯一陽，居下之上，剛而得正，上下所歸，有功勞而能謙，尤人所難，故有終而吉。占者如是，則如其應矣。六四：无不利，撝謙。柔而得正，上而能下，其占无不利矣。然居九三之上，故戒以更當發揮其謙，以示不敢自安之意也。六五：不富以其鄰。利用侵伐，无不利。以柔居尊，在上而能謙者也，故爲不富而能以其鄰之象。蓋從之者衆矣，猶有未服者，則利以征之，而於它事亦无不利。人有是德，則如其占也。上六：鳴謙，利用行師，征邑國。謙極有聞，人之所與，故可用行師。然以其質柔而无位，故可以征己之邑國而已。

䷏ 坤下震上 豫，利建侯，行師。豫，和樂也。人心和樂以應其上也。九四一陽，上下應之，其志得行，又以坤遇震，爲順以動，故其卦爲豫，而其占利以立君用師也。初六：鳴豫，凶。陰柔小人，上有強援，得時主事，故不勝其豫而以自鳴，凶之道也。故其占如此，卦之得名，本爲和樂，然卦辭爲衆樂之義，爻辭除九四與卦同外，皆爲自樂，所以有吉凶之異。六二：介于石，不終日，貞吉。豫雖主樂，然易以溺人，溺則反而憂矣。卦獨此爻中而得正，是上下皆溺於豫，而獨能以中正自守，其介如石也。其德安靜而堅確，故其思慮明審，不俟終日，而見凡事之幾微也。《大學》曰：安而後能慮，慮而後能得，意正如此，占者如是，則正而吉矣。六三：盱豫悔，遲有悔。盱，上視也。陰不中正而近於四，四爲卦主，故六三上視於四，而下溺於豫，宜有悔者也。故其象如此，而其占爲事當速悔。若悔之遲，則必有悔也。九四：由豫，大有得。勿疑，朋盍簪。九四，卦之所由以爲豫者也。故其象如此，而其占爲大有得。然又當至誠不疑，則朋類合而從之矣。故又因而戒之。簪，聚也，又速也。六五：貞疾，恒不死。當豫之時，以柔居尊，沈溺於豫，又乘九四之剛，衆不附而處勢危，故爲貞疾之象。然以其得中，故又爲常不死之象。即象而觀，占在其中矣。上六：冥豫。成有渝，无咎。以陰柔居豫極，爲昏冥於豫之象。以其動體，故又爲其事難成，而能有渝之象。戒占者如是，則能補過而无咎，所以廣遷善之門也。

䷐ 震下兌上 **隨，元亨，利貞，无咎。** 隨，從也。以卦變言之，本自困卦九來居初，又自噬嗑九來居五，而自未濟來者，兼此二變，皆剛來隨柔之義，以二體言之，爲此動而彼說，亦隨之義，故爲隨。己能隨物，物來隨己，彼此相從，其通易矣。故其占爲元亨。然必利於正，乃得无咎。若所隨不正，則雖大亨而不免於有咎矣。《春秋傳》穆姜曰：『有是四德，隨而无咎，我皆无之，豈隨也哉？』今按四德雖非本義，然其下云云，深得占法之意。

**初九：官有渝，貞吉。出門交有功。** 卦以物隨爲義，爻以隨物爲義。初九，以陽居下，爲震之主，卦之所以爲隨者也。既有所隨，則有所偏主而變其常矣，惟得其正則吉。又當出門以交，不私其隨，則有功也。故其象占如此，亦因以戒之。

**六二：係小子，失丈夫。** 初陽在下而近，五陽正應而遠，二陰柔不能自守，以須正應，故其象如此，凶吝可知，不假言矣。

**六三：係丈夫，失小子，隨有求得，利居貞。** 丈夫，謂九四。小子，亦謂初也。三近係四而失於初，其象與六二正相反，四陽當任而已隨之，有求必得，然非正應，故有不正而爲邪媚之嫌。故其占如此，而又戒以居貞也。

**九四：隨有獲，貞凶，有孚在道，以明，何咎？** 九四以剛居上之下，與五同德，故其占隨而有獲，然勢凌於五，故雖正而凶，惟有孚在道而明，則上安而下從之，可以无咎也。占者當時之任，宜審此戒。

**九五：孚于嘉，吉。** 陽剛中正，下應中正，是信于善也。占者如是，其吉宜矣。

**上六：拘係之，乃從維之。王用亨于西山。** 居隨之極，隨之固結而不可解者也。誠意之極，可通神明，故其占爲王用亨于西山。亨，亦當作祭享之享。自周而言，岐山在西，凡筮祭山川者得之，其誠意如是，則吉也。

䷑ 巽下艮上

蠱，元亨，利涉大川。先甲三日，後甲三日。蠱，壞極而有事也。其卦艮剛居上，巽柔居下，上下不交。下卑巽而上苟止，故其卦爲蠱。或曰，剛上柔下，謂卦變自賁來者，初上二下，自井來者，五上上下，自既濟來者兼之，亦剛上而柔下，皆所以爲蠱也。蠱壞之極，亂當復治，故其占爲元亨，而利涉大川。甲，日之始，事之端也。先甲三日，辛也，後甲三日，丁也。前事過中而將壞，則可自新爲後事之端，而不使至於大壞，後事方始而尚新。然便當致其丁寧之意，以監前事之失，而不使至於速壞。聖人之深戒也。

初六：幹父之蠱，有子，考无咎，厲，終吉。幹，如木之幹，枝葉之所附而立者也。蠱者，前人已壞之緒，故諸爻皆有父母之象。子能幹之，則飭治而振起矣。初六，蠱未深而事易濟，故其占爲有子則能治蠱，而考得无咎，然亦危矣。戒占者宜如是，又知危而能戒，則終吉也。

九二：幹母之蠱，不可貞。九二剛中，上應六五，子幹母蠱而得中之象，以剛承柔而治其壞，故又戒以不可堅正。言當巽以入之也。

九三：幹父之蠱，小有悔，无大咎。過剛不中，故小有悔，巽體得正，故无大咎。

六四：裕父之蠱，往見吝。以陰居陰，不能有爲，寬裕以治，蠱之象也。如是，則蠱將日深，故往則見吝。戒占者不可如是也。

六五：幹父之蠱，用譽。柔中居尊，而九二承之以德，以此幹蠱，可致聞譽，故其象占如此。

上九：不事王侯，高尚其事。剛陽居上，在事之外，故爲此象，而占與戒，皆在其中矣。

䷒ 兌下坤上 **臨，元亨，利貞。至于八月有凶。**臨，進而淩逼於物也。二陽浸長以逼於陰，故爲臨。十二月之卦也。又其爲卦，下兌說，上坤順。九二以剛居中，上應六五，故占者大亨而利於正。然至於八月，當有凶也。八月，謂自復卦一陽之月，至于遯卦二陰之月，陰長陽遯之時也。或曰，八月，謂夏正八月，於卦爲觀，亦臨之反對也。又因占而戒之。**初九：咸臨，貞吉。**卦唯二陽，偏臨四陰，故二爻皆有咸臨之象。初九剛而得正，故其占爲貞吉。**九二：咸臨，吉，无不利。**剛得中而勢上進，故其占吉而无不利也。**六三：甘臨，无攸利，既憂之，无咎。**陰柔不中正，而居下之上，爲以甘說臨人之象。其占固无所利，然能憂而改之，則无咎也。勉人遷善爲教深矣。**六四：至臨，无咎。**處得其位，下應初九，相臨之至，宜无咎者也。**六五：知臨，大君之宜，吉。**以柔居中，下應九二，不自用而任人，乃知之事，而大君之宜，吉之道也。**上六：敦臨，吉，无咎。**居卦之上，處臨之終，敦厚於臨，吉而无咎之道也，故其象占如此。

䷓ 坤下巽上 **觀，盥而不薦，有孚顒若。**觀者，有以示人而爲人所仰也。九五居上，四陰仰之，又內順外巽，而九五以中正示天下，所以爲觀。盥，將祭而潔手也，薦，奉酒食以祭也。顒然，尊嚴之貌。言致其潔清而不輕自用，則其孚信在中，而顒然可仰。戒占者宜如是也。或曰：『有孚顒若』，謂在下之人，信而仰之也。此卦四陰長而二陽消，正爲八月之卦而名卦，《繫辭》更取它義，亦扶陽抑陰之意。**初六：童觀，小人无咎，君子吝。**卦以觀示爲義，據九五爲主也，爻以觀瞻爲義，皆觀乎九五也。

初六，陰柔在下，不能遠見，童觀之象。小人之道，君子之羞也。故其占在小人則无咎，君子得之，則可羞矣。六二：闚觀，利女貞。陰柔居内而觀乎外，闚觀之象，女子之正也。故其占如此，丈夫得之，則非所利矣。六三：觀我生，進退。六三居下之上，可進可退，故不觀九五而獨觀己所行之通塞以爲進退。占者宜自審也。六四：觀國之光，利用賓于王。六四，最近於五，故有此象。其占爲利於朝覲進仕也。九五：觀我生，君子无咎。九五，陽剛中正，以居尊位，其下四陰，仰而觀之，君子之象也。故戒居此位得此占者，當觀己所行，必其陽剛中正亦如是焉，則得无咎也。上九：觀其生，君子无咎。上九，陽剛居尊位之上，雖不當事任，而亦爲下所觀，故其戒辭略與五同。但以『我』爲『其』，小有主賓之異耳。

䷔ 震下離上 噬嗑，亨，利用獄。噬，齧也。嗑，合也。物有間者，齧而合之也。爲卦上下兩陽而中虛，頤口之象，九四一陽，間於其中，必齧之而後合，故爲噬嗑。其占當得亨通者，有間故不通，齧之而合，則亨通矣。又三陰三陽，剛柔中半，下動上明，下雷上電，本自益卦六四之柔，上行以至於五而得其中，是以以陰居陽，雖不當位而利用獄。蓋治獄之道，惟威與明，而得其中之爲貴。故筮得之者，有其德則應其占也。初九：屨校滅趾，无咎。初、上无位，爲受刑之象。中四爻爲用刑之象。初在卦始，罪薄過小，又在卦下，故爲屨校滅趾之象。止惡於初，故得无咎。占者小傷而无咎也。六二：噬膚滅鼻，无咎。祭有膚鼎，蓋肉之柔脆，噬而易嗑者，六二中正，故其所治如噬膚之易，然以柔乘剛，故雖甚易，亦不免於傷滅其鼻。占者雖傷而終无咎也。六三：噬腊肉，遇毒，小吝，无咎。腊肉，謂獸腊，全體骨而爲之者，堅韌之物也。陰柔不中正，治人而人不服，爲噬腊遇毒之象。占雖小吝，然時當噬嗑，於義爲无咎也。**九四：噬乾胏，得金矢，利艱貞，吉。**胏，肉之帶骨者，與胾通。《周禮》獄訟入鈞金、束矢而後聽之。九四以剛居柔，得用刑之道，故有此象。言所噬愈堅，而得聽訟之宜也。然必利於艱難正固，則吉。戒占者宜如是也。**六五：噬乾肉，得黃金，貞厲，无咎。**噬乾肉，難於膚而易於腊胏者也。黃，中色。金，亦謂鈞金。六五，柔順而中，以居尊位，用刑於人，人无不服。故有此象。然必貞厲，乃得无咎。亦戒占者之辭。**上九：何校滅耳，凶。**何，負也。過極之陽，在卦之上，惡極罪大，凶之道也。故其象占如此。

䷕ 離下艮上 **賁，亨，小利有攸往。**賁，飾也。卦自損來者，柔自三來而文二，剛自二上而文三。自既濟而來者，柔自上來而文五，剛自五上而文上。又內離而外艮，有文明而各得其分之象，故爲賁。占者以其柔來文剛，陽得陰助，而離明於內，故爲亨。以其剛上文柔，而艮止於外，故小利有攸往。**初九：賁其趾，舍車而徒。**剛德明體，自賁於下，爲舍非道之車，而安於徒步之象。占者自處，當如是也。**六二：賁其須。**二以陰柔居中正，三以陽剛而得正，皆无應與。故二附三而動，有賁須之象。占者宜從上之陽剛而動也。**九三：賁如濡如，永貞吉。**一陽居二陰之間，得其賁而潤澤者也。然不可溺於所安，故有永貞之戒。**六四：賁如皤如，白馬翰如，匪寇，婚媾。**皤，白也。馬，人所乘，人白則馬亦白矣。四與初相賁者，乃爲九三所隔而不得遂，故皤如，而其往求之心，如飛翰之疾也。然九三剛正，非爲寇者也，乃求婚媾耳。故其象如此。**六五：賁于丘園，束帛戔戔，吝，終吉。**六五柔中，爲賁之主，敦本尚實，得賁之道。故有丘園之象。然陰性吝嗇，故有束帛戔戔之象。束帛，薄物。戔戔，淺小之意。人而如此，雖可羞吝，然禮奢寧儉，故得終吉。**上九：白賁，无咎。**賁極反本，復於无色，善補過矣。故其象占如此。

䷖ 坤下艮上 **剥，不利有攸往。**剥，落也。五陰在下而方生，一陽在上而將盡，陰盛長而陽消落，九月之卦也。陰盛陽衰，小人壯而君子病。又內坤外艮，有順時而止之象。故占得之者，不可以有所往也。

**初六：剥牀以足，蔑貞凶。**剥自下起，滅正則凶。故其占如此。蔑，滅也。

**六二：剥牀以辨，蔑貞凶。**辨，牀榦也。進而上矣。

**六三：剥之，无咎。**衆陰方剥陽，而己獨應之，去其黨而從正，无咎之道也。占者如是，則得无咎。

**六四：剥牀以膚，凶。**陰禍切身，故不復言蔑貞，而直言凶也。

**六五：貫魚以宮人寵，无不利。**魚，陰物。宮人，陰之美而受制於陽者也。五爲衆陰之長，當率其類，受制於陽，故有此象。而占者如是，則无不利也。

**上九：碩果不食，君子得輿，小人剥廬。**一陽在上，剥未盡而能復生。君子在上，則爲衆陰所載。小人居之，則剥極於上，自失所覆，而無復碩果得輿之象矣。取象既明，而君子、小人其占不同，聖人之情，益可見矣。

䷗ 震下坤上 **復，亨，出入无疾，朋來无咎。反復其道，七日來復。利有攸**

往。復，陽復生於下也。剥盡則爲純坤，十月之卦，而陽氣已生於下矣。積之踰月，然後一陽之體始成而來復，故十有一月，其卦爲復。以其陽既往而復反，故有亨道。又内震外坤，有陽動於下而以順上行之象，故其占又爲己之出入，既得无疾，朋類之來，亦得无咎。又自五月姤卦一陰始生，至此七爻，而一陽來復，乃天運之自然。故其占又爲反復其道，至於七日，當得來復。又以剛德方長，故其占又爲利有攸往也。反復其道，往而復來，來而復往之意。七日者，所占來復之期也。

初九：不遠復，无祇悔，元吉。一陽復生於下，復之主也。祇，抵也。又居事初，失之未遠，能復於善，不抵於悔，大善而吉之道也，故其象占如此。

六二：休復，吉。柔順中正，近於初九，而能下之，復之休美，吉之道也。

六三：頻復，厲无咎。以陰居陽，不中不正，又處動極，復而不固，屢失屢復之象。屢失故危，復則无咎，故其占又如此。

六四：中行獨復。四處羣陰之中，而獨與初應，爲與衆俱行，而獨能從善之象。當此之時，陽氣甚微，未足以有爲，故不言吉。然理所當然，吉凶非所論也。董子曰：『仁人者，正其義，不謀其利；明其道，不計其功』。於剥之六三及此爻見之。

六五：敦復，无悔。以中順居尊，而當復之時，敦復之象，无悔之道也。

上六：迷復，凶，有災眚，用行師，終有大敗，以其國，君凶，至于十年不克征。以陰柔居復終，終迷不復之象，凶之道也。故其占如此。以，猶及也。

䷘ 震下乾上

无妄，元亨，利貞。其匪正有眚，不利有攸往。无妄，實理自然之謂。《史記》作無望，謂無所期望而有得焉者，其義亦通。爲卦自訟而變，九自二來而居於初，又爲震主，動而不妄者也，故爲无妄。又二體震動而乾健，九五剛中而應六二，故其占大亨而利於正。若其不正，則有眚，而不利有所往也。

初九：无妄，往吉。以剛在內，誠之主也。如是而往，其吉可知，故其象占如此。六二：不耕穫，不菑畬，則利有攸往。柔順中正，因時順理，而无私意期望之心，故有不耕穫，不菑畬之象。言其无所爲於前，无所冀於後也。占者如是，則利有所往矣。六三：无妄之災，或繫之牛，行人之得，邑人之災。卦之六爻，皆无妄者也。六三，處不得正，故遇其占者，无故而有災。如行人牽牛以去，而居者反遭詰捕之擾也。九四：可貞，无咎。陽剛乾體，下无應與，可固守而无咎，不可以有爲之占也。九五：无妄之疾，勿藥有喜。乾剛中正以居尊，而下應亦中正，无妄之至也。如是而有疾，勿藥而自愈矣。故其象占如此。上九：无妄，行有眚，无攸利。上九，非有妄也，但以窮極不可行耳。故其象占如此。

䷙ 乾下艮上 大畜，利貞。不家食，吉。利涉大川。大，陽也。以艮畜乾，又畜之大者也。又以內乾剛健，外艮篤實輝光，是以能日新其德，而爲畜之大也。以卦變言，此卦自需而來，九自五而上，以卦體言，六五尊而尚之，以卦德言，又能止健。皆非大正不能。故其占爲利正而不家食，吉也。又六五下應於乾，爲應乎天，故其占又爲利涉大川也。不家食，謂食祿於朝，不食於家也。初九：有厲，利已。乾之三陽，爲艮所止，故內外之卦，各取其義。初九爲六四所止，故其占往則有危，而利於止也。九二：輿說輹。九二亦爲六五所畜。以其處中，故能自止而不進，有此象也。九三：良馬逐，利艱貞，日閑輿衛，利有攸往。三以陽居健極，上以陽居畜極，極而通之時也。又皆陽爻，故不相畜而俱進，有良馬逐之象焉。然過剛銳進，故其占必戒以艱貞閑習，乃利於有往也。日，當爲日月之日。

六四：童牛之牿，元吉。童者，未角之稱，牿，施橫木於牛角，以防其觸。《詩》所謂楅衡者也。止之於未角之時，爲力則易，大善之吉也。故其象占如此，《學記》曰：『禁於未發之謂豫。』正此意也。六五：豶豕之牙，吉。陽已進而止之，不若初之易矣。然以柔居中而當尊位，是以得其機會而可制，故其象如此，占雖吉而不言元也。

上九：何天之衢，亨。何天之衢，言何其通達之甚也。畜極而通，豁達无礙，故其象占如此。

䷚ 震下艮上 頤，貞吉。觀頤，自求口實。頤，口旁也。口食物以自養，故爲養義。爲卦上下二陽，內含四陰，外實內虛，上止下動，爲頤之象，養之義。貞吉者，占者得正則吉。觀頤，謂觀其所養之道。自求口實，謂觀其所以養身之術。皆得正則吉也。初九：舍爾靈龜，觀我朵頤，凶。靈龜，不食之物。朵，垂也。朵頤，欲食之貌。初九陽剛在下，足以不食，乃上應六四之陰而動於欲，凶之道也。故其象占如此。六二：顛頤。拂經，于丘頤，征凶。求養於初，則顛倒而違於常理，求養於上，則往而得凶。丘，土之高者，上之象也。六三：拂頤，貞凶，十年勿用，无攸利。陰柔不中正，以處動極，拂於頤矣。既拂於頤，雖正亦凶，故其象占如此。六四：顛頤，吉。虎視眈眈，其欲逐逐，无咎。柔居上而得正，所應又正，而賴其養以施於下，故雖顛而吉。虎視眈眈，下而專也。其欲逐逐，求而繼也。又能如是，則无咎矣。六五：拂經，居貞吉，不可涉大川。六五，陰柔不正，居尊位而不能養人，反賴上九之養，故其象占如此。上九：由頤，厲吉，利涉大川。六五，賴上九之養以養人，是物由上九以養也。位高任重，故厲而吉。陽剛在上，故利涉川。

䷛ 巽下兑上 大過，棟橈。利有攸往，亨。大，陽也。四陽居中過盛，故爲大過。上下二陰不勝其重，故有棟橈之象。又以四陽雖過而二五得中，内巽外說，有可行之道，故利有所往而得亨也。初六：藉用白茅，无咎。當大過之時，以陰柔居巽下，過於畏慎而无咎者也。故其象占如此。白茅，物之潔者。九二：枯楊生稊，老夫得其女妻，无不利。陽過之始，而比初陰，故其象占如此。稊，根也，榮於下者也。榮於下則生於上矣。夫雖老而得女妻，猶能成生育之功也。九三：棟橈，凶。三、四二爻，居卦之中，棟之象也。九三以剛居剛，不勝其重，故象橈而占凶。九四：棟隆，吉，有它吝。以陽居陰，過而不過，故其象隆而占吉。然下應初六，以柔濟之，則過於柔矣，故又戒以有它則吝也。九五：枯楊生華，老婦得其士夫，无咎无譽。九五，陽過之極，又比過極之陰，故其象占皆與二反。上六：過涉滅頂，凶，无咎。處過極之地，才弱不足以濟，然於義爲无咎矣。蓋殺身成仁之事，故其象占如此。

䷜ 坎下坎上 習坎，有孚，維心亨，行有尚。習，重習也。坎，險陷也。其象爲水，陽陷陰中，外虛而中實也。此卦上下皆坎，是爲重險，中實爲有孚心亨之象，以是而行，必有功矣。故其占如此。

初六：習坎，入于坎窞，凶。以陰柔居重險之下，其陷益深，故其象占如此。

九二：坎有險，求小得。處重險之中，未能自出，故爲有險之象。然剛而得中，故其占可以求小得也。

六三：來之坎坎，險且枕，入于坎窞，勿用。以陰柔不中正，而履重險之間，來往皆險，前險而後枕，其陷益深，不可用也。故其象占如此。枕，倚着未安之意。

六四：樽酒簋，貳用缶，納約自牖，終无咎。《晁氏》云：『先儒讀「樽酒簋」爲一句，「貳用缶」爲一句。』今從之。貳，益之也。《周禮》『大祭三貳』，《弟子職》『左執虛豆，右執挾匕，周旋而貳』是也。九五尊位，六四近之，在險之時，剛柔相際，故有但用薄禮，益以誠心，進結自牖之象。牖非所由之正，而室之所以受明也。始雖艱阻，終得无咎，故其占如此。

九五：坎不盈，祇既平，无咎。九五，雖在坎中，然以陽剛中正居尊位，而時亦將出矣，故其象占如此。

上六：係用徽纆，寘于叢棘，三歲不得，凶。以陰柔居險極，故其象占如此。

䷝ 離下離上

離，利貞，亨。畜牝牛，吉。離，麗也。陰麗於陽，其象爲火，體陰而用陽也。物之所麗，貴乎得正。牝牛，柔順之物也。故占者能正，則亨而畜牝牛則吉也。

初九：履錯然，敬之，无咎。以剛居下而處明體，志欲上進，故有履錯然之象。敬之則无咎矣。戒占者宜如是也。

六二：黃離，元吉。黃，中色。柔麗乎中，而得其正，故其象占如此。

九三：日昃之離，不鼓缶而歌，則大

耋之嗟，凶。重離之間，前明將盡，故有日昃之象。不安常以自樂，則不能自處而凶矣。戒占者宜如是也。九四：突如其來如，焚如，死如，棄如。後明將繼之時，而九四以剛迫之，故其象如此。六五：出涕沱若，戚嗟若，吉。以陰居尊，柔麗乎中。然不得其正而迫於上下之陽，故憂懼如此，然後得吉。戒占者宜如是也。上九：王用出征，有嘉，折首，獲匪其醜，无咎。剛明及遠，威振而刑不濫，无咎之道也。故其象占如此。

敷原後學劉公校正

《周易》上經第一

# 周易下經第二

朱熹本義

䷞ 艮下兌上 咸，亨，利貞，取女吉。咸，交感也。兌柔在上，艮剛在下，而交相感應，又艮止則感之專，兌説則應之至，又艮以少男下於兌之少女，男先於女，得男女之正，婚姻之時，故其卦爲咸。其占亨而利正，取女則吉，蓋感有必通之理，然不以正，則失其亨，而所爲皆凶矣。

初六：咸其拇。拇，足大指也。咸以人身取象，感於最下，咸拇之象也。感之尚淺，欲進未能，故不言吉凶。此卦雖主於感，然六爻皆宜靜而不宜動也。

六二：咸其腓，凶，居吉。腓，足肚也。欲行則先自動，躁妄而不能固守者也。二當其處，又以陰柔不能固守，故取其象。然有中正之德，能居其所，故其占動凶而靜吉也。

九三：咸其股，執其隨，往吝。股隨足而動，不能自專者也。執者，主當持守之意。下二爻皆欲動者，三亦不能自守而隨之，往則吝矣。故其象占如此。

九四：貞吉，悔亡，憧憧往來，朋從爾思。九四居股之上，脢之下，又當三陽之中，心之象，咸之主也。心之感物，當正而固，乃得其理。今九四乃以陽居陰，爲失其正而不能固，故因占設戒，以爲能正而固，則吉而悔亡。若憧憧往來，不能正固而累於私感，則但其朋類從之，不復能及遠矣。

九五：咸其脢，无悔。脢，背肉在心上而相背，不能感物而无私係。九五，適當其處，故取其象，而戒占者以能如是，則雖不能感物，而亦可以无悔也。

上六：咸其輔頰舌。輔頰舌，皆所以言者，而在身之上。上六，以陰居説之終，處感之極，感人以言而無其實。又兌爲口舌，故其象如此，凶咎可知。

䷟ 巽下震上 恒，亨，无咎，利貞，利有攸往。恒，常久也。爲卦震剛在上，巽柔在下，震雷巽風，二物相與，巽順震動，爲巽而動，二體六爻，陰陽相應，四者皆理之常，故爲恒。其占爲能久於其道，則亨而无咎。然又必利於守正，則乃爲得所常久之道，而利有所往也。初六：浚恒，貞凶，无攸利。初與四爲正應，理之常也，然初居下而在初，未可以深有所求。四震體而陽性，上而不下，又爲二三所隔，應初之意，異乎常矣。初之柔暗，不能度勢，又以陰居巽下，爲巽之主，其性務入，故深以常理求之，浚恒之象也。占者如此，則雖正亦凶，而无所利矣。九二：悔亡。以陽居陰，本當有悔，以其久中，故得亡也。九三：不恒其德，或承之羞，貞吝。位雖得正，然過剛不中，志從於上，不能久於其所，故爲不恒其德，或承之羞之象。或者，不知其何人之辭。承，奉也，言人皆得奉而進之，不知其所自來也。貞吝者，正而不恒，爲可羞吝。申戒占者之辭。九四：田无禽。以陽居陰，久非其位，故爲此象。占者田无所獲，而凡事亦不得其所求也。六五：恒其德，貞，婦人吉，夫子凶。以柔中而應剛中，常久不易，正而固矣。然乃婦人之道，非夫子之宜也。故其象占如此。上六：振恒，凶。振者，動之速也。上六居恒之極，處震之終，恒極則不常，震終則過動，又陰柔不能固守，居上非其所安，故有振恒之象，而其占則凶也。

䷠艮下乾上 遯，亨，小利貞。遯，退避也。爲卦二陰浸長，陽當退避，故爲遯，六月之卦也。陽雖當遯，然九五當位，而下有六二之應，若猶可以有爲。但二陰浸長於下，則其勢不可以不遯，故其占爲君子能遯，則身雖退而道亨；小人則利於守正，不可以浸長之故，而遂侵迫於陽也。小，謂陰柔小人也。此卦之占，與否之初二兩爻相類。初六：遯尾，厲，勿用有攸往。遯而在後，尾之象，危之道也。占者不可以有所往，但晦處靜俟，可免災耳。六二：執之用黃牛之革，莫之勝説。以中順自守，人莫能解，必遯之志也。占者固守，亦當如是。九三：係遯，有疾厲，畜臣妾，吉。下比二陰，當遯而有所係之象，有疾而危之道也。然以畜臣妾則吉，蓋君子之於小人，惟臣妾，則不必其賢而可畜耳。故其占如此。九四：好遯，君子吉，小人否。下應初六，而乾體剛健，有情好而能絶之，以遯之象也。惟自克之君子能之，而小人不能。故占者君子則吉，而小人否也。九五：嘉遯，貞吉。剛陽中正，下應六二，亦柔順而中正，遯之嘉美者也。占者如是，而正則吉矣。上九：肥遯，无不利。以剛陽居卦外，下無係應，遯之遠而處之裕者也。故其象占如此。肥者，寬裕自得之意。

䷡乾下震上 大壯，利貞。大，謂陽也。四陽盛長，故爲大壯，二月之卦也。陽壯，則占者吉亨，不假言，但利在正固而已。初九：壯于趾，征凶，有孚。趾，在下而進動之物也。剛陽處下而當壯時，壯于進者也，故有此象。居下而壯于進，其凶必矣。故其占又如此。九二：貞吉。以陽居陰，已不得其正矣。然所處得中，則猶可因以不失其正，故戒占者使因中以求正，然後可以得吉也。九三：小人用壯，君子用罔，貞厲，羝羊觸藩，羸其角。過剛不中，當壯之時，是小人用壯，而君子則用罔也。罔，无也：視有如无。君子之過於勇者也。如此，則雖正亦危矣。羝羊，剛壯喜觸之物。藩，籬也。羸，困也。貞厲之占，其象如此。九四：貞吉，悔亡，藩決不羸，壯于大輿之輹。貞吉，悔亡，與咸九四同占。藩決不羸，承上文而言也。決，開也。三前有四，猶有藩焉。四前二陰，則藩決矣。壯于大輿之輹，亦可進之象也。以陽居陰，不極其剛，故其象如此。六五：喪羊于易，无悔。卦體似兑，有羊象焉，外柔而內剛者也。獨六五以柔居中，不能抵觸，雖失其壯，然亦无所悔矣。故其象占如此。易，容易之意，言忽然不覺其亡也。或作疆埸之「埸」，亦通。《漢·食貨志》「埸」作「易」。上六：羝羊觸藩，不能退，不能遂，无攸利，艱則吉。壯終動極，故觸藩而不能退。然其質本柔，故又不能遂其進也。其象如此，其占可知。然猶幸其不剛，故能艱以處，則尚可以得吉也。

䷢ 坤下離上　晉，康侯用錫馬蕃庶，晝日三接。晉，進也。康侯，安國之侯也。錫馬蕃庶，晝日三接，言多受大賜，而顯被親禮也。蓋其爲卦上離下坤，有日出地上之象，順而麗乎大明之德，又其變自觀而來，爲六四之柔進而上行以至於五，占者有是三者，則亦當有是寵也。初六：晉如，摧如，貞吉，罔孚，裕无咎。以陰居下，應不中正，欲進見摧之象。占者如是，而能守正則吉。設不爲人所信，亦當處以寬裕，則无咎也。六二：晉如，愁如，貞吉，受茲介福于其王母。六二中正，上無應援，故欲進而愁。占者如是，而能守正則吉，而受福于王母也。王母，指六五，蓋享先妣之吉占。而凡以陰居尊者，皆其類也。六三：衆允，悔亡。三不中正，宜有悔者，以其與下二陰皆欲上進，是以爲衆所信而悔亡也。九四：晉如鼫鼠，貞厲。不中不正，以竊高位，貪而畏人，蓋危道也。故爲鼫鼠之象，占者如是，雖正亦危也。六五：悔亡，失得勿恤，往吉，无不利。以陰居陽，宜有悔矣。以大明在上，而下皆順從，故占者得之，則其悔亡。又一切去其計功謀利之心，則往吉而无不利也。然亦必有其德，乃應其占耳。上九：晉其角，維用伐邑，厲吉无咎，貞吝。角，剛而居上，上九剛進之極，有其象矣。占者得之，而以伐其私邑，則雖危而吉且无咎。然以極剛治小邑，雖得其正，亦可吝矣。

䷣ 離下坤上 明夷，利艱貞。夷，傷也。爲卦下離上坤，日入地中，明而見傷之象，故爲明夷。又其上六爲暗之主，六五近之，故占者利於艱難以守正，而自晦其明也。初九：明夷于飛，垂其翼，君子于行，三日不食。有攸往，主人有言。飛而垂翼，見傷之象，占者行而不食。所如不合，時義當然，不得而避也。六二：明夷，夷于左股，用拯馬壯，吉。傷而未切，救之速則免矣。故其象占如此。九三：明夷于南狩，得其大首，不可疾貞。以剛居剛，又在明體之上，而屈於至闇之下，正與上六闇主爲應，故有向明除害，得其首惡之象。然不可以亟也，故有不可疾貞之戒。成湯起於夏臺，文王興於羑里，正合此爻之義，而小事亦有然者。六四：入于左腹，獲明夷之心，于出門庭。此爻之義未詳。竊疑左腹者，幽隱之處。獲明夷之心，于出門庭者，得意於遠去之義。言筮而得此者，其自處當如是也。蓋離體爲至明之德，坤體爲至暗之地，下三爻明在暗外，故隨其遠近高下而處之不同。六四以柔正居暗地而尚淺，故猶可以得意於遠去。五以柔中居暗地而已迫，故爲内難正志以晦其明之象。上則極乎暗矣，故爲自傷其明以至於暗，而又足以傷人之明。蓋下五爻皆爲君子，獨上一爻爲暗君也。**六五：箕子之明夷，利貞。**居至闇之地，近至闇之君，而能正其志，箕子之象也，貞之至也。利貞，以戒占者。**上六：不明晦，初登于天，後入于地。**以陰居坤之極，不明其德以至於晦。始則處高位，以傷人之明。終必至於自傷，而墜厥命。故其象如此，而占亦在其中矣。

☲☴ 離下巽上 **家人，利女貞。**家人者，一家之人。卦之九五、六二外内各得其正，故爲家人。利女貞者，欲先正乎内也，内正則外無不正矣。**初九：閑有家，悔亡。**初九以剛陽處有家之始，能防閑之，其悔亡矣。戒占者當如是也。**六二：无攸遂，在中饋，貞吉。**六二柔順中正，女之正位乎内者也。故其象占如此。**九三：家人嗃嗃，悔厲吉，婦子嘻嘻，終吝。**以剛居剛而不中，過乎剛者也，故有嗃嗃嚴厲之象。如是則雖有悔厲而吉也。嘻嘻者，嗃嗃之反，吝之道也。占者各以其德爲應，故兩言之。**六四：富家，大吉。**陽主義，陰主利，以陰居陰而在上位，能富其家者也。**九五：王假有家，勿恤，吉。**假，至也。如「假於太廟」之「假」。有家，猶言有國也。九五剛健中正，下應六二之柔順中正，王者以是至于其家，則勿用憂恤而吉可必矣。蓋聘納後妃之吉占，而凡有是德者，遇之皆吉也。**上九：有孚威如，終吉。**上九以剛居上，在卦之終，故言正家久遠之道。占者必有誠信嚴威，則終吉也。

☲☱兌下離上 睽，小事吉。睽，乖異也。爲卦上火下澤，性相違異。中女少女，志不同歸，故爲睽。然以卦德言之，內說而外明，以卦變言之，則自離來者，柔進居三，自中孚來者，柔進居五，自家人來者，兼之以卦體言之，則六五得中，而下應九二之剛。是以其占不可大事，而小事尚有吉之道也。

初九：悔亡，喪馬勿逐，自復，見惡人，无咎。上无正應，有悔也。而居睽之時，同德相應，其悔亡矣。故有喪勿逐而自復之象。然亦必見惡人，然後可以辟咎，如孔子之於陽貨也。

九二：遇主于巷，无咎。二五陰陽正應，居睽之時，乖戾不合，必委曲相求而得會遇，乃爲无咎，故其象占如此。

六三：見輿曳，其牛掣，其人天且劓。无初有終。六三、上九正應，而三居二陽之間，後爲二所曳，前爲四所掣，而當睽之時，上九猜狠方深，故又有髡劓之傷。然邪不勝正，終必得合，故其象占如此。

九四：睽孤，遇元夫，交孚，厲无咎。睽孤，謂无應。遇元夫，謂得初九。交孚，謂同德相信。然當睽時，故必危厲，乃得无咎，占者亦如是也。

六五：悔亡，厥宗噬膚，往何咎？以陰居陽，悔也。居中得應，故能亡之。厥宗，指九二。噬膚，言易合。六五有柔中之德，故其象占如是。

上九：睽孤，見豕負塗，載鬼一車，先張之弧，後說之弧，匪寇婚媾。往遇雨，則吉。睽孤，謂六三爲二陽所制，而已以剛處明極睽極之地，又自猜狠而乖離也。見豕負塗，見其污也。載鬼一車，以无爲有也。張弧，欲射之也。說弧，疑稍釋也。匪寇婚媾，知其非寇而實親也。往遇雨則吉，疑盡釋而睽合也。上九之與六三，先睽後合，故其象占如此。

䷦ 艮下坎上 蹇，利西南，不利東北，利見大人，貞吉。蹇，難也，足不能進行之難也。爲卦艮下坎上，見險而止，故爲蹇。西南平易，東北險阻。又，艮，方也，方在蹇中，不宜走險。又卦自小過而來，陽進則往，居五而得中，退則入於艮而不進，故其占曰利西南，不利東北。當蹇之時，必見大人，然後可以濟難。又必守正，然後得吉。而卦之九五，剛健中正，有大人之象。自二以上，五爻皆得正位，則又貞之義也。故其占又曰利見大人，貞吉。蓋見險者貴於能止，而又不可終於止。處險者利於進，而不可失其正也。

初六：往蹇，來譽。往遇險，來得譽。

六二：王臣蹇蹇，匪躬之故。柔順中正，正應在上，而在險中，故蹇而又蹇，以求濟之，非以其身之故也。不言吉凶者，占者但當鞠躬盡力而已，至於成敗利鈍，則非所論也。

九三：往蹇，來反。反就二陰，得其所安。

六四：往蹇，來連。連於九三，合力以濟。

九五：大蹇，朋來。大蹇者，非常之蹇。九五居尊，而有剛健中正之德，必有朋來而助之者。占者有是德，則有是助矣。

上六：往蹇，來碩，吉，利見大人。已在卦極，往无所之，益以蹇耳。來就九五，與之濟蹇，則有碩大之功。大人，指九五。曉占者，宜如是也。

䷧ 坎下震上 解，利西南，无所往，其來復吉，有攸往，夙吉。解，難之散也。居險能動，則出於險之外矣，解之象也。難之既解，利於平易安靜，不欲久爲煩擾。且其卦自升來，三往居四，入於坤體，二居其所，而又得中，故利於西南平易之地。若無所往，則宜來復其所而安靜。若尚有所往，則宜早往早復，不可久煩擾也。**初六：无咎。**難既解矣，以柔在下，上有正應，何咎之有？故其占如此。**九二：田獲三狐，得黃矢，貞吉。**此爻取象之意未詳。或曰：卦凡四陰，除六五君位，餘三陰即三狐之象也。大抵此爻爲卜田之吉占，亦爲去邪媚而得中直之象。能守其正，則無不吉矣。**六三：負且乘，致寇至，貞吝。**《繫辭》備矣。貞吝，言雖以正得之，亦可羞也。唯避而去之爲可免耳。**九四：解而拇，朋至斯孚。**拇，指初。初與四，皆不得其位而相應，應之不以正者也。然四陽初陰，其類不同，若能解而去之，則君子之朋至而相信矣。**六五：君子維有解，吉，有孚于小人。**卦凡四陰，而六五當君位，與三陰同類者，必解而去之則吉也。孚，驗也。君子有解，以小人之退爲驗也。**上六：公用射隼于高墉之上，獲之，无不利。**《繫辭傳》備矣。

䷨ 兌下艮上

**損，有孚，元吉，无咎，可貞，利有攸往。曷之用，二簋可用享。**損，減省也。爲卦損下卦上畫之陽，益上卦上畫之陰，損兌澤之深，益艮山之高，損下益上，損内益外，剥民奉君之象，所以爲損也。損所當損，而有孚信，則其占當有此下四者之應矣。曷之用？二簋可用享。言當損時，則至薄无害。**初九：已事遄往，无咎，酌損之。**初九當損下益上之時，上應六四之陰，輟所爲之事，而速往以益之，无咎之道也。

故其象占如此。然居下而益上，亦當斟酌其淺深也。九二：利貞，征凶，弗損益之。九二剛中，志在自守，不肯妄進，故占者利貞，而征則凶也。弗損益之，言不變其所守，乃所以益上也。六三：三人行，則損一人，一人行，則得其友。下卦本乾，而損上爻以益坤，三人行而損一人也。一陽上而一陰下，一人行而得其友也。兩相與則專，參則雜而亂，卦有此象，故戒占者當致一也。六四：損其疾，使遄有喜，无咎。以初九之陽剛益己，而損其陰柔之疾，惟速則善。戒占者如是，則无咎也。六五：或益之十朋之龜，弗克違，元吉。柔順虛中，以居尊位，當損之時，受天下之益者也。兩龜爲朋，十朋之龜，大寶也。或以此益之而不能辭，其吉可知。占者有是德，則獲其應也。上九：弗損益之，无咎，貞吉，利有攸往，得臣无家。上九，當損下益上之時，居卦之上，受益之極，而欲自損以益人也。然居上而益下，有所謂惠而不費者，不待損己，然後可以益人也。能如是，則无咎，然亦必以正則吉，而利有所往。惠而不費，其惠廣矣，故又曰，得臣无家。

䷩ 震下巽上

益，利有攸往，利涉大川。益，增益也。爲卦損上卦初畫之陽，益下卦初畫之陰，自上卦而下於下卦之下，故爲益。卦之九五、六二皆得中正。下震上巽，皆木之象，故其占利有所往，而利涉大川也。初九：利用爲大作，元吉，无咎。初雖居下，然當益下之時，受上之益者也，不可徒然无所報効。故利用爲大作，必元吉，然後得无咎。六二：或益之十朋之龜，弗克違，永貞吉，王用享于帝，吉。六二，當益下之時，虛中處下，故其象占與損九五同。然爻位皆陰，故以永貞爲戒。以其居下而受上之益，故又爲卜郊之吉占。六三：益之用凶事，无咎。有孚中行，告公用圭。六三陰柔，不中不正，不當得益者也。然當益下之時，居下之上，故有益之以凶事者，蓋警戒震動，乃所以益之也。占者如此，然後可以无咎。又戒以有孚中行，而告公用圭也。用圭，所以通信。六四：中行告公從，利用爲依遷國。三、四皆不得中，故皆以中行爲戒。此言以益下爲心，而合於中行，則告公而見從矣。《傳》曰：『周之東遷，晉鄭焉依。』蓋古者遷國以益下，必有所依，然後能立。此爻又爲遷國之吉占也。九五：有孚惠心，勿問元吉，有孚惠我德。上有信以惠于下，則下亦有信以惠于上矣。不問而元吉可知。上九：莫益之，或擊之，立心勿恒，凶。以陽居益之極，求益不已，故莫益而或擊之，立心勿恒，戒之也。

䷪ 乾下兑上 夬，揚于王庭，孚號有厲。告自邑，不利即戎，利有攸往。夬，決也。陽決陰也，三月之卦也。以五陽去一陰，決之而已，然其決之也，必正名其罪，而盡誠以呼號其衆，相與合力，然亦尚有危厲，不可安肆。又當先治其私，而不可專尚威武，則利有所往也。皆戒之之辭。初九：壯于前趾，往不勝爲咎。前，猶進也。當決之時，居下任壯，不勝宜矣。故其象占如此。九二：惕號，莫夜有戎，勿恤。九二當決之時，剛而居柔，又得中道，故能憂惕號呼，以自戒備，而莫夜有戎，亦可无患也。九三：壯于頄，有凶，君子夬夬，獨行遇雨，若濡有愠，无咎。頄，顴也。九三當夬之時，以剛而過乎中，是欲決小人，而剛壯見于面目也，如是則有凶道矣。然在衆陽之中，獨與上六爲應，若能果決其決，不係私愛，則雖合於上六，如獨行遇雨。至於若濡而爲君子所愠，然終必能決去小人而无所咎也。温嶠之於王敦，其事類此。九四：臀无膚，其行次且，牽羊悔亡，聞言不信。以陽居陰，不中不正，居則不安，行則不進，若不與衆陽競進，而安出其後，則可以亡其悔。然當決之時，志在上進，必不能也。占者聞言而信，則轉凶而吉矣。牽羊者，當其前則不進，縱之使前而隨其後，則可以行矣。九五：莧陸夬夬，中行无咎。莧陸，今馬齒莧，感陰氣之多者。九五當決之時，爲決之主，而切近上六之陰，如莧陸然。若決而決之，而又不爲過暴，合於中行，則无咎矣。戒占者當如是也。上六：无號，終有凶。陰柔小人，居窮極之時，黨類已盡，无所號呼，終必有凶也。占者有君子之德，則其敵當之，不然反是。

䷫ 巽下乾上　姤，女壯，勿用取女。姤，遇也。決盡則爲純乾，四月之卦。至姤然後一陰可見，而爲五月之卦。以其本非所望，而卒然值之，如不期而遇者，故爲遇。遇已非正，又一陰而遇五陽，則女德不貞，而壯之甚也。取以自配，必害乎陽，故其象占如此。初六：繫于金柅，貞吉，有攸往，見凶，羸豕孚蹢躅。柅，所以止車，以金爲之，其剛可知。一陰始生，靜正則吉，往進則凶，故以二義戒小人，使不害於君子，則有吉而无凶。然其勢不可止也，故以羸豕蹢躅曉君子，使深爲之備云。九二：包有魚，无咎，不利賓。魚，陰物。二與初遇，爲包有魚之象。然制之在已，故猶可以无咎。若不制而使遇於衆，則其爲害廣矣。故其象占如此。九三：臀无膚，其行次且，厲，无大咎。九三過剛不中，下不遇於初，上无應於上，居則不安，行則不進，故其象占如此，然既无所遇，則无陰邪之傷，故雖危厲，而无大咎也。九四：包无魚，起凶。初六正應，已遇於二而不及於己，故其象占如此。九五：以杞包瓜，含章，有隕自天。瓜，陰物之在下者，甘美而善潰。杞，高大堅實之木也。五以剛陽中正，主卦於上，而下防始生必潰之陰，其象如此。然陰陽迭勝，時運之常，若能含晦章美，靜以制之，則可以回造化矣。有隕自天，本无而倏有之象也。上九：姤其角，吝，无咎。角，剛乎上者也。上九以剛居上而无位，不得其遇，故其象占與九三類。

䷬ 坤下兌上 萃，亨，王假有廟，利見大人，亨。利貞，用大牲吉，利有攸往。萃，聚也。坤順兌說，九五剛中，而二應之，又爲澤上於地，萬物萃聚之象，故爲萃。『亨』字衍文。王假有廟，言王者可以至乎宗廟之中，王者卜祭之吉占也。《祭義》曰『公假于太廟』是也。廟所以聚祖考之精神，又人必能聚己之精神，則可以至于廟而承祖考也。物既聚，則必見大人，而後可以得亨。然又必利於正，所聚不正，則亦不能亨也。大牲必聚而後有，聚則可以有所往，皆占吉而有戒之辭。初六：有孚不終，乃亂乃萃，若號，一握爲笑，勿恤，往无咎。初六上應九四，而隔於二陰，當萃之時，不能自守，是有孚而不終，志亂而安聚也。若呼號正應，則衆以爲笑；但勿恤而往從正應，則无咎矣。戒占者當如是也。六二：引吉，无咎，孚乃利用禴。二應五而雜於二陰之間，必牽引以萃，乃吉而无咎。又二中正柔順，虛中以上應，九五剛健中正，誠實而下交。故卜祭者有其孚誠，則雖薄物亦可以祭矣。六三：萃如嗟如，无攸利，往无咎，小吝。六三陰柔，不中不正，上无應與，欲求萃於近而不得，故嗟如而无所利，唯往從於上，可以无咎。然不得其萃。困然後往，復得陰極无位之爻，亦小可羞矣。戒占者當近捨不正之強援，而遠結正應之窮交，則无咎也。九四：大吉，无咎。上比九五，下比衆陰，得其萃矣。然以陽居陰不正，故戒占者必大吉，然後得无咎也。九五：萃有位，无咎，匪孚，元永貞，悔亡。九五剛陽中正，當萃之時而居尊，固无咎矣。若有未信，則亦脩其元永貞之德，而悔亡矣。戒占者當如是也。上六：齎咨涕洟，无咎。處萃之終，陰柔无位，求萃不得，故戒占者必如此，然後可以无咎也。

䷭ 巽下坤上 升，元亨，用見大人，勿恤；南征，吉。升，進而上也。卦自解來，柔上居四，內巽外順，九二剛中而五應之，是以其占如此。南征，前進也。初六：允升，大吉。初以柔順居下，巽之主也。當升之時，巽於二陽，占者如之，則信能升而大吉矣。九二：孚乃利用禴，无咎。義見萃卦。九三：升虛邑。陽實陰虛，而坤有國邑之象。九三以陽剛當升時，而進臨於坤，故其象占如此。六四：王用亨于岐山，吉，无咎。義見隨卦。六五：貞吉，升階。以陰居陽，當升而居尊位，必能正固，則可以得吉而升階矣。階，升之易者。上六：冥升，利于不息之貞。以陰居升極，昏冥不已者也。占者遇此，无適而利，但可反其不已於外之心，施之於不息之正而已。

䷮ 坎下兑上 困，亨，貞，大人吉，无咎，有言不信。困者，窮而不能自振之義。坎剛爲兑柔所揜，九二爲二陰所揜，四五爲上六所揜，所以爲困。坎險兑說，處險而說，是身雖困而道則亨也。二五剛中，又有大人之象，占者處困能亨，則得其正矣。非大人其孰能之？故曰貞。又曰大人者，明不正之小人不能當也。有言不信，又戒以當務晦默，不可尚口，益取窮困。

初六：臀困于株木，入于幽谷，三歲不覿。臀，物之底也。困于株木，傷而不能安也，初六以陰柔處困之底，居暗之甚，故其象占如此。

九二：困于酒食，朱紱方來，利用亨祀，征凶，无咎。困于酒食，厭飫苦惱之意。酒食，人之所欲，然醉飽過宜，則是反爲所困矣。朱紱方來，上應之也。九二有剛中之德，以處困時，雖无凶害，而反困於得其所欲之多，故其象如此，而其占利以亨祀，若征行則非其時，故凶，而於義爲无咎也。

六三：困于石，據于蒺藜，入于其宫，不見其妻，凶。陰柔而不中正，故有此象，而其占則凶。石，指四，蒺藜，指二，宫，謂三，而妻，則六也。其義則《繫辭》備矣。

九四：來徐徐，困于金車，吝，有終。初六，九四之正應，九四處位不當，不能濟物，而初六方困於下，又爲九二所隔，故其象如此。然邪不勝正，故其占雖爲可吝，而必有終也。金車爲九二象，未詳。疑坎有輪象也。

九五：劓刖，困于赤紱，乃徐有說，利用祭祀。劓刖者，傷於上下，下既傷則赤紱无所用，而反爲困矣。九五當困之時，上爲陰揜，下則乘剛，故有此象。然剛中而說體，故能遲久而有說也。占具象中，又利祭祀，久當獲福。

上六：困于葛藟，于臲卼，曰動悔有悔，征吉。以陰柔處困極，故有困于葛藟，于臲卼，曰動悔之象。然物窮則變，故其占曰若能有悔，則可以征而吉矣。

䷯ 巽下坎上 井，改邑不改井，无喪无得，往來井井。汔至亦未繘井，羸其瓶，凶。井者，穴地出水之處。以巽入乎坎水之下，而上出其水，故爲井。改邑不改井，故无喪无得，而往者來者，皆井其井也。汔，幾也。繘，綆也。羸，敗也。汲井幾至未盡綆而敗其瓶，則凶也。其占爲事仍舊无得喪，而又當敬勉，不可幾成而敗也。

初六：井泥不食，舊井无禽。井以陽剛爲泉，上出爲功。初六以陰居下，故爲此象。蓋井不泉而泥，則人所不食，而禽鳥亦莫之顧矣。

九二：井谷射鮒，甕敝漏。九二剛中，有泉之象。然上無正應，下比初六，功不上行，故其象如此。

九三：井渫不食，爲我心惻，可用汲，王明並受其福。渫，不停污也。井渫不食，而使人心惻，可用汲矣。王明，則汲井以及物，而施者受者並受其福也。九三以陽居陽，在下之上，而未爲時用，故其象占如此。

六四：井甃，无咎。以六居四，雖得其正，然陰柔不泉，則但能脩治而无及物之功，故其象爲井甃，而占則无咎。占者能自脩治，則雖無及物之功，而亦可以无咎矣。

九五：井洌，寒泉食。洌，潔也。陽剛中正，功及於物，故爲此象。占者有其德，則契其象也。

上六：井收勿幕，有孚元吉。收，汲取也。晁氏云『收，轆轤收繘者也』，亦通。幕，蔽覆也。有孚，謂其出有原而不窮也。井以上出爲功，而坎口不揜，故上六雖非陽剛，而其象如此。然占者應之，則必有孚乃元吉也。

䷰ 離下兌上 革，巳日乃孚，元亨，利貞，悔亡。革，變革也。兌澤在上，離火在下，火然則水乾，水決則火滅，中、少二女，合爲一卦，而少上、中下，志不相得，故其卦爲革也。變革之初，人未之信，故必巳日而後信。又以其內有文明之德，而外有和說之氣，故其占爲有所更革，皆大亨而得其正，所革皆當，而所革之悔亡也。一有不正，則所革不信不通，而反有悔矣。

初九：鞏用黃牛之革。雖當革時，居初无應，未可有爲，故爲此象。鞏，固也。黃，中色。牛，順物。革，所以固物，亦取卦名而義不同也。其占爲當堅確固守，而不可以有爲。聖人之於變革，其謹如此。

六二：巳日乃革之，征吉，无咎。六二柔順中正，而爲文明之主，有應於上，於是可以革矣。然必巳日然後革之，則征吉而无咎。戒占者猶未可遽變也。

九三：征凶，貞厲，革言三就，有孚。過剛不中，居離之極，躁動於革者也。故其占有征凶貞厲之戒。然其時則當革，故至於革言三就，則亦有孚而可革也。

九四：悔亡，有孚，改命，吉。以陽居陰，故有悔。然卦已過中，水火之際，乃革之時，而剛柔不偏，又革之用也，是以悔亡。然又必有孚，然後革乃可獲吉。明占者有其德而當其時，又必有信，乃悔亡而得吉也。

九五：大人虎變，未占有孚。虎，大人之象。變，謂希革而毛毨也。在大人則自新新民之極，順天應人之時也。九五以陽剛中正爲革之主，故有此象。占而得此，則有此應。然亦必自其未占之時，人已信其如此，乃足以當之耳。

上六：君子豹變，小人革面，征凶，居貞吉。革道已成，君子如豹之變，小人亦革面以聽從矣。不可以往，而居正則吉。變革之事，非得已者，不可以過，而上六之才，亦不可以有行也。故占者如之。

䷱ 巽下離上

鼎，元吉亨。鼎，亨飪之器。爲卦下陰爲足，二三四陽爲腹，五陰爲耳，上陽爲鉉，有鼎之象。又以巽木入離火，而致亨飪，鼎之用也。故其卦爲鼎。下巽，巽也，上離爲目，而五爲耳，有內巽順而外聰明之象。卦自巽來，陰進居五，而下應九二之陽，故其占曰元亨。吉，衍文也。

初六：鼎顛趾，利出否，得妾以其子，无咎。居鼎之下，鼎趾之象也，上應九四則顛矣。然當卦初，鼎未有實，而舊有否惡之積焉，因其顛而出之，則爲利矣。得妾而因得其子，亦由是也。此爻之象如此，而其占无咎，蓋因敗以爲功，因賤以致貴也。

九二：鼎有實，我仇有疾，不我能即，吉。以剛居中，鼎有實之象也。我仇，謂初。陰陽相求而非正，則相陷於惡而爲仇矣。二能以剛中自守，則初雖近，不能以就之，是以其象如此，而其占爲如是，則吉也。

九三：鼎耳革，其行塞，雉膏不食，方雨虧悔，終吉。以陽居鼎腹之中，本有美實者也。然以過剛失中，越五應上，又居下之極，爲變革之時，故爲鼎耳方革，而不可舉移。雖承上卦文明之腴，有雉膏之美，而不得以爲人之食。然以陽居陽，爲得其正，苟能自守，則陰陽將和，而失其悔矣。占者如是，則初雖不利，而終得吉也。

九四：鼎折足，覆公餗，其形渥，凶。晁氏曰：『形渥』諸本作『刑剭』，謂重刑也。今從之。九四居上，任重者也，而下應初六之陰，則不勝其任矣。故其象如此，而其占凶也。

六五：鼎黃耳，金鉉，利貞。五於象爲耳，而有中德，故云黃耳。金，堅剛之物。鉉，貫耳以舉鼎者也。五虛中以應九二之堅剛，故其象如此，而其占則利在貞固而已。或曰，金鉉以上九而言，更詳之。

上九：鼎玉鉉，大吉，无不利。上於象爲鉉，而以陽居陰，剛而能溫，故有玉鉉之象，而其占爲大吉，无不利。蓋有是德，則如其占也。

䷲ 震下震上

震，亨，震來虩虩，笑言啞啞，震驚百里，不喪匕鬯。震，動也。一陽始生於二陰之下，震而動也。其象爲雷，其屬爲長子。震有亨道，震來，當震之來時也。虩虩，恐懼驚顧之貌。震驚百里，以雷言。匕，所以舉鼎實。鬯，以秬黍酒和鬱金，所以灌地降神者也。不喪匕鬯，以長子言也。此卦之占，爲能恐懼則致福，而不失其所主之重。

**初九：震來虩虩，後笑言啞啞，吉。**成震之主，處震之初，故其占如此。

**六二：震來，厲，億喪貝，躋于九陵，勿逐，七日得。**六二乘初九之剛，故當震之來而危厲也。『億』字未詳。又當喪其貨貝，而升於九陵之上。然柔順中正，足以自守，故不求而自獲也。此爻占具象中，但九陵、七日之象，則未詳耳。

**六三：震蘇蘇，震行无眚。**蘇蘇，緩散自失之狀。以陰居陽，當震時而居不正，是以如此。占者若因懼而能行，以去其不正，則可以无眚矣。

**九四：震遂泥。**以剛處柔，不中不正，陷於二陰之間，不能自震也。遂者，无反之意。泥，滯溺也。

**六五：震往來，厲，億无喪，有事。**以六居五，而處震時，无時而不危也。以其得中，故无所喪而能有事也。占者不失其中，則雖危無喪矣。

**上六：震索索，視矍矍，征凶。震不于其躬，于其鄰，无咎。婚媾有言。**以陰柔處震極，故爲索索、矍矍之象，以是而行，其凶必矣。然能及其震未及身之時，恐懼脩省，則可以无咎，而亦不能免於婚媾之有言。戒占者當如是也。

䷳ 艮下艮上

**艮其背，不獲其身，行其庭，不見其人，无咎。**艮，止也。一陽止於二陰之上，陽自下升，極上而止也。其象爲山，取坤地而隆其上之狀，亦止於極而不進之意也。其占則必能止于背而不有其身，行其庭而不見其人，乃无咎也。蓋身，動物也，唯背爲止。艮其背，則止於所當止也。止於所當止，則不隨身而動矣。是不有其身也。如是，則雖行於庭除有人之地，而亦不見其人矣。蓋艮其背而不獲其身者，止而止也，行其庭而不見其人者，行而止也。動靜各止其所，而皆主夫靜焉，所以得无咎也。

初六：艮其趾，无咎，利永貞。以陰柔居艮初，爲艮趾之象。占者如之，則无咎。而又以其陰柔，故又戒其利永貞也。

六二：艮其腓，不拯其隨，其心不快。六二居中得正，既止其腓矣。三爲限，則腓所隨也，而過剛不中以止乎上。二雖中正，而體柔弱，不能往而拯之，是以其心不快也。此爻占在象中，下爻放此。

九三：艮其限，列其夤，厲薰心。限，身上下之際，即腰胯也。夤，膂也。止于腓，則不進而已。九三以過剛不中，當限之處，而艮其限，則不得屈伸，而上下判隔，如列其夤矣。危厲薰心，不安之甚也。

六四：艮其身，无咎。以陰居陰，時止而止，故爲艮其身之象，而占得无咎也。

六五：艮其輔，言有序，悔亡。六五當輔之處，故其象如此，而其占悔亡也。悔，謂以陰居陽。

上九：敦艮，吉。以陽剛居止之極，敦厚於止者也。

䷴ 艮下巽上

漸，女歸吉，利貞。漸，漸進也。爲卦止於下，而巽於上，爲不遽進之義，有女歸之象焉。又自二至五，位皆得正，故其占爲女歸吉，而又戒以利貞也。

初六：鴻漸于干，小子厲，有言，无咎。鴻之行有序而進有漸。干，水涯也。始進於下，未得所安，而上復无應，故其象如此，而其占則爲小子厲，雖有言而於義則无咎也。

六二：鴻漸于磐，飲食衎衎，吉。磐，大石也。漸遠於水，進於磐而益安矣。衎衎，和樂意。六二柔順中正，進以其漸，而上有九五之應，故其象如此，而占則吉也。九三：鴻漸于陸，夫征不復，婦孕不育，凶，利禦寇。鴻，水鳥，陸非所安也。九三過剛不中而无應，故其象如此。而其占夫征則不復，婦孕則不育，凶莫甚焉。然以其過剛也，故利禦寇。六四：鴻漸于木，或得其桷，无咎。鴻不木棲，桷，平柯也。或得平柯，則可以安矣。六四乘剛而順巽，故其象如此，占者如之，則无咎也。九五：鴻漸于陵，婦三歲不孕，終莫之勝，吉。陵，高阜也。九五居尊，六二正應，在下而爲三四所隔，然終不能奪其正也。故其象如此，而占者如是，則吉也。上九：鴻漸于陸，其羽可用爲儀，吉。胡氏、程氏皆云：『陸當作逵，謂雲路也。』今以韻讀之，良是。儀羽，旄旌纛之飾也。上九至高，出乎人位之外，而其羽毛可用以爲儀飾。蓋雖極高，而不爲无用之象，故其占爲如是，則吉也。

䷵ 兌下震上 歸妹，征凶，无攸利。婦人謂嫁曰歸。妹，少女也。兌以少女而從震之長男，而其情又爲以說而動，皆非正也，故卦爲歸妹。而卦之諸爻，自二至五，皆不得正，三五又皆以柔乘剛，故其占征凶，而无所利也。初九：歸妹以娣，跛能履，征吉。初九居下而无正應，故爲娣象，然陽剛在女子爲賢正之德，但爲娣之賤，僅能承助其君而已，故又爲跛能履之象，而其占則征吉也。九二：眇能視，利幽人之貞。眇能視，承上爻而言。九二陽剛得中，女之賢也。上有正應，而反陰柔不正，乃女賢而配不良，不能大成內助之功，故爲眇能視之象，而其占則利幽人之貞也。幽人，亦抱道守正而不偶者也。六三：歸妹以須，反歸以娣。六三陰柔而不中正，又爲說之主。女之不正，人莫之取者也，故爲未得所適，而反歸爲娣之象。或曰：須，女之賤者。九四：歸妹愆期，遲歸有時。九四以陽居上體而无正應，賢女不輕從人，而愆期以待所歸之象，正與六三相反。六五：帝乙歸妹，其君之袂，不如其娣之袂良。月幾望，吉。六五柔中居尊，下應九二，尚德而不貴飾，故爲帝女下嫁而服不盛之象。然女德之盛，无以加此，故又爲月幾望之象。而占者如之，則吉也。上六：女承筐无實，士刲羊无血，无攸利。上六以陰柔居歸妹之終而无應，約婚而不終者也。故其象如此，而於占爲无所利也。

䷶ 離下震上

豐，亨，王假之，勿憂，宜日中。豐，大也。以明而動，盛大之勢也，故其占有亨道焉。然王者至此，盛極當衰，則又有憂道焉。聖人以爲徒憂無益，但能守常不至於過盛則可矣，故戒以勿憂，宜日中也。初九：遇其配主，雖旬无咎，往有尚。配主，謂四。旬，均也，謂皆陽也。當豐之時，明動相資，故初九之遇九四，雖皆陽剛，而其占如此也。六二：豐其蔀，日中見斗，往得疑疾，有孚發若，吉。六二居豐之時，爲離之主，至明者也。而上應六五之柔暗，故爲豐蔀見斗之象。蔀，障蔽也。大其障蔽，故日中而昏也。往而從之，則昏暗之主，必反見疑，惟在積其誠意以感發之，則吉。戒占者宜如是也，虛中，有孚之象。九三：豐其沛，日中見沬，折其右肱，无咎。沛，一作旆，謂幡幔也，其蔽甚於蔀矣。沬，小星也。三處明極，而應上六，雖不可用，而非咎也。故其象占如此。九四：豐其蔀，日中見斗，遇其夷主，吉。

象與六二同。夷，等夷也，謂初九也。其占爲當豐而遇暗主，下就同德則吉也。

六五：來章，有慶譽，吉。質雖柔暗，若能來致天下之明，則有慶譽而吉矣。蓋因其柔暗而設此以開之。占者能如是，則如其占矣。

上六：豐其屋，蔀其家，闚其戶，闃其无人，三歲不覿，凶。以陰柔居豐極，處動終，明極而反暗者也。故爲豐大其屋而反以自蔽之象。无人不覿，亦言障蔽之深，其凶甚矣。

䷷ 艮下離上 旅，小亨，旅貞吉。旅，羇旅也。山止於下，火炎於上，爲去其所止而不處之象，故爲旅。以六五得中於外，而順乎上下之二陽，艮止而離麗於明，故其占可以小亨，而能守其旅之正，則吉。旅非常居，若可苟者。然道无不在，故自有其正，而不可須臾離也。

初六：旅瑣瑣，斯其所取災。當旅之時，以陰柔居下位，故其象占如此。

六二：旅即次，懷其資，得童僕貞。即次則安，懷資則裕，得其童僕之正信，則无欺而有賴，旅之最吉者也。二有柔順中正之德，故其象占如此。

九三：旅焚其次，喪其童僕，貞厲。過剛不中，居下之上，故其象占如此。喪其童僕，則不止於失其心矣。故貞字連下句爲義。

九四：旅于處，得其資斧，我心不快。以陽居陰，處上之下，用柔能下，故其象占如此。然非其正位，又上无剛陽之與，下唯陰柔之應，故其心有所不快也。

六五：射雉，一矢亡，終以譽命。雉，文明之物，離之象也。六五柔順文明，又得中道，爲離之主，故得此爻者，爲射雉之象，雖不无亡矢之費，而所喪不多，終有譽命也。

上九：鳥焚其巢，旅人先笑後號咷，喪牛于易，凶。

上九過剛，處旅之上，離之極，驕而不順，凶之道也。故其象占如此。

䷸ 巽下巽上 巽，小亨，利有攸往，利見大人。巽，入也。一陰伏於二陽之下，其性能巽以入也，其象爲風，亦取入義。陰爲主，故其占爲小亨；以陰從陽，故又利有所往。然必知所從，乃得其正，故又曰利見大人也。初六：進退，利武人之貞。初以陰居下，爲巽之主，卑巽之過，故爲進退不果之象。若以武人之正處之，則有以濟其所不及，而得所宜矣。九二：巽在牀下，用史、巫紛若，吉，无咎。二以陽處陰而居下，有不安之意。然當巽之時，不厭其卑，而二又居中不至已甚，故其占爲能過於巽，而丁寧煩悉其辭，以自道達，則可以吉而无咎，亦竭誠意以祭祀之吉占也。九三：頻巽，吝。過剛不中，居下之上，非能巽者，勉爲屢失，吝之道也。故其象占如此。六四：悔亡，田獲三品。陰柔无應，承乘皆剛，宜有悔也。而以陰居陰，處上之下，故得悔亡，而又爲卜田之吉占也。三品者，一爲乾豆，一爲賓客，一以充庖。九五：貞吉，悔亡，无不利，无初有終。先庚三日，後庚三日，吉。九五剛健中正，而居巽體，故有悔，以有貞而吉也，故得亡其悔而无不利。有悔，是无初也，亡之，是有終也。庚，更也，事之變也。先庚三日，丁也，後庚三日，癸也。丁，所以丁寧於其變之前，癸，所以揆度於其變之後。有所變更而得此占者，如是則吉也。上九：巽在牀下，喪其資斧，貞凶。巽在牀下，過於巽者也。喪其資斧，失所以斷也。如是，則雖正亦凶矣。居巽之極，失其剛陽之德，故其象占如此。

䷹ 兑下兑上 兑，亨，利貞。兑，說也。一陰進乎二陽之上，喜之見乎外也。其象爲澤，取其說萬物，又取坎水而塞其下流之象。卦體剛中而柔外，剛中故說而亨，柔外故利於正。蓋說有亨道，而其妄說不可以不戒，故其占如此，又柔外，故爲說亨，剛中，故能利正，亦一義也。

初九：和兑，吉。以陽爻居說體，而處最下，又无係應，故其象占如此。

九二：孚兑，吉，悔亡。剛中爲孚，居陰爲悔。占者以孚而說，則吉而悔亡矣。

六三：來兑，凶。陰柔不中正，爲兑之主，上無所應而反來就二陽以求其說，凶之道也。

九四：商兑未寧，介疾有喜。四上承九五之中正，而下比六三之柔邪，故不能决，而商度所說，未能有定。然質本陽剛，故能介然守正，而疾惡柔邪也。如此則有喜矣。象占如此，爲戒深矣。

九五：孚于剥，有厲。剥，謂陰能剥陽者也。九五，陽剛中正，然當說之時，而居尊位，密近上六。上六，陰柔爲說之主，處說之極，能妄說以剥陽者也。故其占但戒以信于上六，則有危也。

上六：引兑。上六成說之主，以陰居說之極，引下二陽相與爲說，而不能必其從也。故九五當戒，而此爻不言其吉凶。

䷺ 坎下巽上 涣，亨，王假有廟，利涉大川，利貞。涣，散也。爲卦下坎上巽，風行水上，離披解散之象，故爲涣。其變則本自漸卦九來居二而得中，六往居三得九之位，而上同於四，故其占可亨。又以祖考之精神既散，故王者當至于廟以聚之。又以巽木坎水，舟楫之象，故利涉大川。其曰『利貞』，則占者之深戒也。

初六：用拯，馬壯，吉。居卦之初，涣之始也。始涣而拯之，爲力既易，又有壯馬，其吉可知。初六非有濟涣之才，但能順乎九二，故其象占如此。

九二：涣

奔其机，悔亡。九而居二，宜有悔也，然當渙之時，來而不窮，能亡其悔者也，故其象占如此，蓋九奔而二机也。六三：渙其躬，无悔。陰柔而不中正，有私於己之象也。然居得陽位，志在濟時，能散其私以得无悔，故其占如此。大率此上四爻，皆因渙以濟渙者也。六四：渙其羣，元吉，渙有丘，匪夷所思。居陰得正，上承九五，當濟渙之任者也。下无應與，爲能散其朋黨之象。占者如是，則大善而吉。又言能散其小羣以成大羣，使所散者聚而若丘，則非常人思慮之所及也。

九五：渙汗其大號，渙王居，无咎。陽剛中正以居尊位，當渙之時，能散其號令，與其居積，則可以濟渙而无咎矣，故其象占如此。九五巽體，有號令之象。汗，謂如汗之出而不反也。渙王居，如陸贄所謂『散小儲而成大儲』之意。上九：渙其血去，逖出，无咎。上九以陽居渙極，能出乎渙，故其象占如此。血，謂傷害。逖，當作『惕』，與『小畜』六四同。言渙其血則去，渙其惕則出也。

䷻ 兌下坎上 節，亨，苦節，不可貞。節，有限而止也。爲卦下兌上坎，澤上有水，其容有限，故爲節。節固自有亨道矣。又其體陰陽各半而二五皆陽，故其占得亨。然至於太甚，則苦矣，故又戒以不可守以爲正也。初九：不出户庭，无咎。户庭，户外之庭也。陽剛得正，居節之初，未可以行，能節而止者也，故其象占如此。九二：不出門庭，凶。門庭，門內之庭也。九二當可行之時，而失剛不正，上無應與，知節而不知通，故其象占如此。六三：不節若，則嗟若，无咎。陰柔而不中正，以當節時非能節者，故其象占如此。六四：安節，亨。柔順得正，上承九五，自然有節者也。故其象占如此。九五：甘節，吉。往有尚。所謂當位以節，中正以通者也。故其象占如此。上六：苦節，貞凶，悔亡。居節之極，故爲苦節。既處過極，故雖得正，而不免於凶。然禮奢寧儉，故雖有悔，而終得亡之也。

䷼ 兌下巽上 中孚，豚魚吉，利涉大川，利貞。孚，信也。爲卦二陰在內，四陽在外，而二五之陽，皆得其中。以一卦言之爲中虛，以二體言之爲中實，皆孚信之象也。又下說以應上，上巽以順下，亦爲孚義。豚魚，無知之物。又木在澤上，外實內虛，皆舟楫之象。至信可感豚魚，涉險難，而不可以失其正。故占者能致豚魚之應，則吉而利涉大川，又必利於正也。初九：虞吉，有它，不燕。當中孚之初，上應六四，能度其可信而信之，則吉。復有他焉，則失其所以度之之正，而不得其所安。戒占者之辭也。九二：鳴鶴在陰，其子和之。我有好爵，吾與爾靡之。九二中孚之實，而九五亦以中孚之實應之，故有鶴鳴子和，我爵爾靡之象。鶴在陰，謂九居二，好爵，謂得中。靡與縻同，言懿德人之所好，故好爵雖我之所獨有，而彼亦繫戀之也。六三：得敵，或鼓或罷，或泣或歌。敵，謂上九，信之窮者。六三，陰柔不中正，亦居說極，而與之爲應，故不能自主。而其象如此。六四：月幾望，馬匹亡，无咎。六四居陰得正，位近於君，爲月幾望之象。馬匹，謂初與己爲匹，四乃絶之，而上以信於五，故爲馬匹亡之象。占者如是，則无咎也。九五：有孚攣如，无咎。九五剛健中正，中孚之實，而居尊位，爲孚之主者也。下應九二，與之同德，故其象占如此。上九：翰音登于天，貞凶。居信之極，而不知變，雖得其正，亦凶道也。故其象占如此。雞曰翰音，乃巽之象，居巽之極，爲登于天。雞非登天之物，而欲登天，信非所信，而不知變，亦猶是也。

䷽ 艮下震上 小過，亨，利貞。可小事，不可大事。飛鳥遺之音，不宜上，宜下，大吉。小，謂陰也。爲卦四陰在外，二陽在內，陰多於陽，小者過也。既過於陽，可以亨矣。然必利於守正，則又不可以不戒也。卦之二五，皆以柔而得中，故可小事。三四皆以剛失位而不中，故不可大事。卦體內實外虛，如鳥之飛，其聲下而不上，故能致飛鳥遺音之應，則宜下而大吉，亦不可大事之類也。初六：飛鳥以凶。初六陰柔，上應九四，又居過時，上而不下者也。飛鳥遺音，不宜上，宜下，故其象占如此。郭璞《洞林》：『占得此者，或致羽蟲之孽。』六二：過其祖，遇其妣，不及其君，遇其臣，无咎。六二柔順中正，進則過三四而遇六五，是過陽而反遇陰也。如此，則不及六五而自得其分，是不及君而適遇其臣也。皆過而不過，守正得中之意，无咎之道也。故其象占如此。九三：弗過防之，從或戕之，凶。小過之時，事每當過，然後得中。九三以剛居正，衆陰所欲害者也。而自恃其剛，不肯過爲之備，故其象占如此。若占者能過防之，則可以免矣。九四：无咎，弗過遇之，往厲必戒，勿用永貞。當過之時，以剛處柔，過乎恭矣，无咎之道也。弗過遇之，言弗過於剛而適合其宜也。往則過矣，故有厲而當戒，陽性堅剛，故又戒以勿用永貞。言當隨時之宜，不可固守也。或曰：弗過遇之，若依六二爻例，則當如此說，若依九三爻例，則過遇當如過防之義。未詳孰是，當闕以俟知者。六五：密雲不雨，自我西郊，公弋取彼在穴。以陰居尊，又當陰過之時，不能有爲，而弋取六二以爲助，故有此象。在穴，陰物也。兩陰相得，其不能濟大事可知。上六：弗遇過之，飛鳥離之，凶，是謂災眚。六以陰居動體之上，處陰過之極，過之已高而甚遠者也，故其象占如此。或曰遇過，恐亦只當作過遇，義同九三，未知是否。

䷾ 離下坎上 既濟，亨小，利貞。初吉，終亂。既濟，事之既成也。爲卦水火相交，各得其用，六爻之位，各得其正，故爲既濟，亨小，當爲小亨，大抵此卦及六爻占辭，皆有警戒之意，時當然也。初九：曳其輪，濡其尾，无咎。輪在下，尾在後，初之象也。曳輪則車不前，濡尾則狐不濟。既濟之初，謹戒如是，无咎之道。占者如是，則无咎也。六二：婦喪其茀，勿逐，七日得。二以文明中正之德，上應九五剛陽中正之君，宜得行志。而九五居既濟之時，不能下賢以行其道，故二有婦喪其茀之象。茀，婦車之蔽，言失其所以行也。然中正之道，不可終廢，時過則行矣。故又有勿逐而自得之戒。九三：高宗伐鬼方，三年克之，小人勿用。既濟之時，以剛居剛，高宗伐鬼方之象也。三年克之，言其久而後克，戒占者不可輕動之意。小人勿用，占法與師上六同。六四：繻有衣袽，終日戒。既濟之時，以柔居柔，能預備而戒懼者也，故其象如此。程子曰：『繻當作濡。衣袽，所以塞舟之罅漏。』九五：東鄰殺牛，不如西鄰之禴祭，實受其福。東陽西陰，言九五居尊，而時已過，不如六二之在下而始得時也。又當文王與紂之事，故其象占如此。《彖辭》初吉終亂，亦此意也。上六：濡其首，厲。既濟之極，險體之上，而以陰柔處之，爲狐涉水而濡其首之象。占者不戒，危之道也。

䷿坎下離上　未濟，亨，小狐汔濟，濡其尾，无攸利。未濟，事未成之時也。水火不交，不相爲用，卦之六爻，皆失其位，故爲未濟。汔，幾也，幾濟而濡尾，猶未濟也。占者如此，何所利哉。初六：濡其尾，吝。以陰居下，當未濟之初，未能自進，故其象占如此。九二：曳其輪，貞吉。以九二應六五，而居柔得中，爲能自止而不進，得爲下之正也。故其象占如此。六三：未濟，征凶，利涉大川。陰柔不中正，居未濟之時，以征則凶，然以柔乘剛，將出乎坎，有利涉之象，故其占如此。蓋行者可以水浮，而不可以陸走也。或疑『利』字上當有『不』字。九四：貞吉，悔亡。震用伐鬼方，三年有賞于大國。以九居四，不正而有悔也。能勉而正，則悔亡矣。然以不正之資，欲勉而正，非極其陽剛用力之久不能也。故爲伐鬼方，三年而受賞之象。六五：貞吉，无悔。君子之光，有孚，吉。以六居五，亦非正也。然文明之主，居中應剛，虚心以求下之助，故得正而吉，且无悔。又有光輝之盛，信實而不妄，吉而又吉也。上九：有孚于飲酒，无咎。濡其首，有孚失是。以剛明居未濟之極，時將可以有爲，而自信自養以俟命，无咎之道也。若縱而不反，如狐之涉水而濡其首，則過於自信，而失其義矣。

周易下經第二

敷原後

# 周易彖上傳第一 從王肅本

朱熹本義

彖，即文王所繫之辭。上者，經之上篇，傳者，孔子所以釋經之辭也。後凡言傳者放此。

大哉乾元，萬物資始，乃統天。此專以天道明乾義，又析『元亨利貞』爲四德以發明之。而此一節，首釋元義也。大哉，歎辭。元，大也，始也。乾元，天德之大始。故萬物之生，皆資之以爲始也。又爲四德之首，而貫乎天德之始終，故曰統天。雲行雨施，品物流形。此釋乾之『亨』也。大明終始，六位時成，時乘六龍以御天。始，即元也。終，謂貞也。不終則无始，不貞則无以爲元也。此言聖人大明乾道之終始，則見卦之六位各以時成，而乘此六陽以行天道，是乃聖人之元亨也。乾道變化，各正性命，保合大和，乃利貞。變者，化之漸，化者，變之成。物所受爲性，天所賦爲命。大和，陰陽會合沖和之氣也。各正者，得於有生之初。保合者，全於已生之後。此言乾道變化，無所不利，而萬物各得其性命以自全，以釋『利貞』之義也。首出庶物，萬國咸寧。聖人在上，高出於物，猶乾道之變化也。萬國各得其所而咸寧，猶萬物之各正性命而保合大和也。此言聖人之『利貞』也。蓋嘗統而論之。元者，物之始生，亨者，物之暢茂，利則向於實也，貞則實之成也。實之既成，則其根蔕脱落，可復種而生矣，此四德之所以循環而無端也。然而四者之間，生氣流行，初無間斷，此元之所以包四德而統天也。其以聖人而言，則孔子之意，蓋以此卦爲聖人得天位，行天道，而致太平之占也。雖其文義有非文王之舊者，然讀者各以其意求之，則並行而不悖也。坤卦放此。○至哉坤元，萬物資生，乃順承天。此以地道明坤之義，而首言元也。至，極也，比大義差緩。始者，氣之始；生者，形之始。順承天施地之道也。坤厚載物，德合无疆，含弘光大，品物咸亨。言亨也。德合无疆，謂配乾也。牝馬地類，行地无疆，柔順利貞，君子攸行。言利貞也。馬，乾之象，而以爲地類者。牝，陰物，而馬又行地之物也。行地无疆，則順而健矣。柔順利貞，坤之德也。君子攸行，人之所行，如坤之德也。所行如此，則其占如下文所云也。先迷失道，後順得常，西南得朋，乃與類行，東北喪朋，乃終有慶。陽大陰小，陽得兼陰，陰不得兼陽。故坤之德，常減於乾之半也。東北雖喪朋，然反之西南，則終有慶矣。安貞之吉，應地无疆。安而且貞，地之德也。○屯，剛柔始交而難生。以二體釋卦名義。始交，謂震；難生，謂坎。動乎險中，大亨貞。以二體之德釋卦辭。動，震之爲也。險，坎之地也。自此以下，釋『元亨利貞』乃用文王本意。雷雨之動滿盈，天造草昧，宜建侯而不寧。以二體之象釋卦辭。雷，震象。雨，坎象。天造，猶言天運。草，雜亂。昧，冥晦也。陰陽交而雷雨作，雜亂冥晦，塞乎兩間。天下未定，名分未明，宜立君以統治，而未可遽謂安寧之時也。不取初九爻義者，取義多端，姑舉其一也。○蒙，山下有險，險而止，蒙。以卦象、卦德釋卦名，有兩義。『蒙，亨』，以亨行時中也。『匪我求童蒙，童蒙求我』，志應也。『初筮告』，以剛中也。『再三瀆，瀆則不告』，瀆蒙也。蒙以養正，聖功也。以卦體釋卦辭也。九二以可亨之道，發人之蒙，而又得其時之中，謂如下文所指之事，皆以亨行而當其可也。志應者，二剛明，五柔暗，故二不求五，而五求二，其志自相應也。以剛中者，以剛而中，故能告而有節也。瀆，筮者二三，則問者固瀆，而告者亦瀆矣。蒙以養正，乃作聖之功，所以釋『利貞』之義也。

○需，須也，險在前也。剛健而不陷，其義不困窮矣。此以卦德釋卦名義。『需，有孚，光亨，貞吉』，位乎天位，以正中也。『利涉大川』，往有功也。以卦體及兩象釋卦辭。

○訟，上剛下險，險而健，訟。以卦德釋卦名義。『訟，有孚，窒，惕中吉』，剛來而得中也。『終凶』，訟不可成也。『利見大人』，尚中正也。『不利涉大川』，入于淵也。以卦變、卦體、卦象釋卦辭。

○師，衆也，『貞』，正也，能以衆正，可以王矣。此以卦體釋師、貞之義。以，謂能左右之也。一陽在下之中，而五陰皆爲所以也。能以衆正，則王者之師矣。剛中而應，行險而順，以此毒天下而民從之，吉又何咎矣？又以卦體、卦德釋『丈人吉，无咎』之義。剛中，謂九二，應，謂六五應之。行險，謂行危道。順，謂順人心。此非有老成之德者不能也。毒，害也。師旅之興，不無害於天下，然以其有是才德，是以民悦而從之也。

○比，吉也。此三字，疑衍文。比，輔也，下順從也。此以卦體釋卦名義。『原筮，元永貞，无咎』，以剛中也。『不寧方來』，上下應也。『後夫凶』，其道窮也。亦以卦體釋卦辭。剛中，謂五，上下，謂五陰。○小畜，柔得位而上下應之，曰小畜。以卦體釋卦名義。柔得位，指六居四，上下，謂五陽。健而巽，剛中而志行，乃亨。以卦德、卦體而言，陽猶可亨也。『密雲不雨』，尚往也。『自我西郊』，施未行也。尚往，言畜之未極，其氣猶上進也。○履，柔履剛也。以二體釋卦名義。說而應乎乾，是以『履虎尾，不咥人，亨』。以卦德釋《彖辭》。剛中正，履帝位而不疚，光明也。又以卦體明之，指九五也。○『泰，小往大來，吉亨』。則是天地交而萬物通也，上下交而其志同也。內陽而外陰，內健而外順，內君子而外小人，君子道長，小人道消也。○『否之匪人，不利君子貞，大往小來』，則是天地不交，而萬物不通也；上下不交，而天下无邦也。內陰而外陽，內柔而外剛，內小人而外君子，小人道長，君子道消也。○同人，柔得位得中而應乎乾，曰同人。以卦體釋卦名義。柔，謂六二。乾，謂九五。『同人曰』，衍文。『同人于野，亨，利涉大川』，乾行也。文明以健，中正而應，君子正也。唯君子爲能通天下之志。以卦德、卦體釋卦辭。通天下之志，乃爲大同；不然，則是私情之合而已，何以致亨而利涉哉？○大有，柔得尊位大中，而上下應之，曰大有。以卦體釋卦名義。柔，謂六五，上下，謂五陽。其德剛健而文明，應乎天而時行，是以元亨。以卦德、卦體釋卦辭。應天，指六五也。○『謙，亨』，天道下濟而光明，地道卑而上行。言謙之必亨。天道虧盈而益謙，地道變盈而流謙，鬼神害盈而福謙，人道惡盈而好謙。謙尊而光，卑而不可踰，君子之終也。變，謂傾壞。流，謂聚而歸之。人能謙，則其居尊者，其德愈光，其居卑者，人亦莫能過。此君子所以有終也。○豫，剛應而志行，順以動，豫。以卦體、卦德釋卦名義。豫順以動，故天地如之，而況建侯行師乎？以卦德釋卦辭。天地以順動，故日月不過而四時不忒，聖人以順動，則刑罰清而民服，豫之時義大矣哉。極言之而贊其大也。○隨，剛來而下柔，動而說，隨。以卦變、卦德釋卦名義。大亨，貞，无咎，而天下隨時。王肅本『時』作『之』，今當從之。釋卦辭，言能如是，則天下之所從也。隨時之義大矣哉。王肅本『時』字在『之』字下，今當從之。○蠱，剛上而柔下，巽而止，蠱。以卦體、卦變、卦德釋卦名義。蓋如此，則積弊而至於蠱矣。『蠱，元亨』，而天下治也。『利涉大川』，往有事也。『先甲三日，後甲三日』，終則有始，天行也。釋卦辭。治蠱至於元亨，則亂而復治之象也。亂之終，治之始，天運然也。○臨，剛浸而長，以卦體釋卦名。說而順，剛中而應。又以卦德、卦體言卦之善。大亨以正，天之道也。當剛長之時，又有此善，故其占如此也。『至于八月有凶』，消不久也。言雖天運之當然，然君子宜知所戒。○大觀在上，順而巽，中正以觀天下。以卦體、卦德釋卦名義。『觀，盥而不薦，有孚顒若』，下觀而化也。釋卦辭。觀天之神道，而四時不忒，聖人以神道設教，而天下服矣。極言觀之道也。四時不忒，天之所以爲觀也。神道設教，聖人之所以爲觀也。○頤中有物，曰噬嗑。以卦體釋卦名義。噬嗑而亨，剛柔分，動而明，雷電合而章。柔得中而上行，雖不當位，利用獄也。又以卦名、卦體、卦德二象卦變釋卦辭。○『賁，亨』。『亨』字疑衍。柔來而文剛，故亨。分剛上而文柔，故『小利有攸往』。天文也；以卦變釋卦辭，剛柔之交，自然之象，故曰天文。先儒說『天文』上當有『剛柔交錯』四字，理或然也。文明以止，人文也。又以卦德言之。止，謂各得其分。觀乎天文，以察時變，觀乎人文，以化成天下。極言賁道之大也。○剝，剝也，柔變剛也。以卦體釋卦名義，言柔進于陽，變剛爲柔也。『不利有攸往』，小人長也。順而止之，觀象也。君子尚消息盈虛，天行也。以卦體、卦德釋卦辭。○『復，亨』，剛反。剛反則亨。動而以順行，是以『出入无疾，朋來无咎』。以卦德而言。『反復其道，七日來復』，天行也。陰陽消息，天運然也。『利有攸往』，剛長也。以卦體而言，既生則漸長矣。復其見天地之心乎。積陰之下，一陽復生，天地生物之心幾於滅息，而至此乃復可見。在人則爲靜極而動，惡極而善，本心幾息而復見之端也。程子論之詳矣。而邵子之詩亦曰：『冬至子之半，天心无改移。一陽初動處，萬物未生時。玄酒味方淡，大音聲正希。此言如不信，更請問包犧。』至哉言也，學者宜盡心焉。

○无妄，剛自外來而爲主於内，動而健，剛中而應。大亨以正，天之命也。『其匪正有眚，不利有攸往』，无妄之往，何之矣？天命不佑，行矣哉！以卦變、卦德、卦體言卦之善如此。故其占當獲大亨而利於正，乃天命之當然也。其有不正，則不利有所往。欲何往哉？蓋其逆天之命而天不佑之，故不可以有行也。

○大畜，剛健篤實，輝光日新其德。以卦德釋卦名義。剛上而尚賢，能止健，大正也。以卦變、卦體釋卦辭。『不家食，吉』，養賢也。亦取尚賢之象。『利涉大川』，應乎天也。亦以卦體而言。

○『頤，貞吉』，養正則吉也。『觀頤』，觀其所養也。『自求口實』，觀其自養也。釋卦辭。天地養萬物，聖人養賢以及萬民。頤之時大矣哉。極言養道而贊之。

○大過，大者過也。以卦體釋卦名義。『棟橈』，本末弱也。復以卦體釋卦辭。本，謂初，末，謂上，弱，謂陰柔。剛過而中，巽而說行，利有攸往，乃亨。又以卦體、卦德釋卦辭。大過之時大矣哉！大過之時，非有大過人之材，不能濟也，故歎其大。○『習坎』，重險也。釋卦名義。水流而不盈，行險而不失其信。以卦象釋『有孚』之義，言內實而行有常也。『維心亨』，乃以剛中也。『行有尚』，往有功也。以剛在中，心亨之象。如是而往，必有功也。天險，不可升也；地險，山川丘陵也；王公設險，以守其國。險之時用大矣哉！極言之而贊其大也。○離，麗也。日月麗乎天，百穀草木麗乎土，重明以麗乎正，乃化成天下。釋卦名義。柔麗乎中正，故亨，是以『畜牝牛，吉』也。以卦體釋卦辭。

周易彖上傳第一

# 周易彖下傳第二

朱熹本義

咸，感也。釋卦名義。柔上而剛下，二氣感應以相與。止而說，男下女，是以「亨，利貞，取女吉」也。以卦體、卦德、卦象釋卦辭。或以卦變言柔上剛下之義，曰：咸自旅來，柔上居六，剛下居五也，亦通。天地感而萬物化生，聖人感人心而天下和平，觀其所感，而天地萬物之情可見矣。極言感通之理。○恒，久也。剛上而柔下，雷風相與，巽而動，剛柔皆應，恒。以卦體、卦象、卦德釋卦名義。或以卦變言剛上柔下之義，曰：恒自豐來，剛上居二，柔下居初也，亦通。「恒，亨，无咎，利貞」，久於其道也。天地之道，恒久而不已也。恒固能亨，且无咎矣。然必利於正，乃爲久於其道，不正則久，非其道矣。天地之道，所以長久，亦以正而已矣。「利有攸往」，終則有始也。久於其道，終也，利有攸往，始也。動静相生，循環之理，然必静爲主也。日月得天而能久照，四時變化而能久成，聖人久於其道而天下化成。觀其所恒，而天地萬物之情可見矣。極言恒久之道。○「遯，亨」，遯而亨也。剛當位而應，與時行也。以九五一爻釋亨義。「小利貞」，浸而長也。以下二陰釋小利貞。遯之時義大矣哉！陰方浸長，處之爲難，故其時義爲尤大。〇大壯，大者壯也。剛以動，故壯。釋卦名義。以卦體言，則陽長過中，大者壯也。以卦德言，則乾剛震動，所以壯也。『大壯，利貞』，大者，正也，正大而天地之情可見矣。釋利貞之義，而極言之。〇晉，進也。釋卦名義。明出地上，順而麗乎大明，柔進而上行，是以『康侯用錫馬蕃庶，晝日三接』也。以卦象、卦德、卦變釋卦辭。〇明入地中，明夷，以卦象釋卦名。內文明而外柔順，以蒙大難，文王以之。以卦德釋卦義。蒙大難，謂遭紂之亂而見囚也。『利艱貞』，晦其明也，內難而能正其志，箕子以之。以六五一爻之義釋卦辭。內難，謂爲紂近親，在其國內，如六五之近於上六也。〇家人，女正位乎內，男正位乎外，男女正，天地之大義也。以卦體九五、六二釋利女貞之義。家人有嚴君焉，父母之謂也。亦謂二五。父父、子子、兄兄、弟弟、夫夫、婦婦，而家道正，正家而天下定矣。上父初子，五三夫，四二婦，五兄三弟，以卦畫推之，又有此象。〇睽，火動而上，澤動而下，二女同居，其志不同行。以卦象釋卦名義。說而麗乎明，柔進而上行，得中而應乎剛，是以小事吉。以卦德、卦變、卦體釋卦辭。天地睽而其事同也，男女睽而其志通也，萬物睽而其事類也。睽之時用大矣哉！極言其理而贊之。○蹇，難也，險在前也。見險而能止，知矣哉！以卦德釋卦名義，而贊其美。『蹇，利西南』，往得中也。『不利東北』，其道窮也。『利見大人』，往有功也。當位貞吉，以正邦也。蹇之時用大矣哉！以卦變、卦體釋卦辭，而贊其時用之大也。○解，險以動，動而免乎險，解。以卦德釋卦名義。『解，利西南』，往得衆也。『其來復吉』，乃得中也。『有攸往，夙吉』，往有功也。以卦變釋卦辭。坤爲衆，得衆，謂九四入坤體得中有功，皆指九二。天地解而雷雨作，雷雨作而百果草木皆甲坼。解之時大矣哉！極言而贊其大也。○損，損下益上，其道上行。以卦體釋卦名義。損而有孚，元吉，无咎，可貞，利有攸往。曷之用？二簋可用享。二簋應有時，損剛益柔有時，損益盈虛，與時偕行。此釋卦辭。時，謂當損之時。○益，損上益下，民說无疆，自上下下，其道大光。以卦體釋卦名義。『利有攸往』，中正有慶。『利涉大川』，木道乃行。以卦體、卦象釋卦辭。益動而巽，日進无疆。天施地生，其益无方。凡益之道，与时偕行。動、巽二卦之德，乾下施，坤上生，亦上文卦體之義。又以此極言贊益之大。○夬，決也，剛決柔也。健而說，決而和。釋卦名義而贊其德。『揚于王庭』，柔乘五剛也。『孚號有厲』，其危乃光也。『告自邑，不利即戎』，所尚乃窮也。『利有攸往』，剛長乃終也。此釋卦辭。柔乘五剛，以卦體言，謂以一小人加于衆君子之上，是其罪也。剛長乃終，謂一變即爲純乾。○姤，遇也，柔遇剛也。釋卦名。『勿用取女』，不可與長也。釋卦辭。天地相遇，品物咸章也。以卦體言。剛遇中正，天下大行也。指九五。姤之時義大矣哉！幾微之際，聖人所謹。○萃，聚也。順以說，剛中而應，故聚也。以卦德、卦體釋卦名義。『王假有廟』，致孝享也。『利見大人，亨』，聚以正也。『用大牲吉，利有攸往』，順天命也。釋卦辭。觀其所聚，而天地萬物之情可見矣。○柔以時升，以卦變釋卦名。巽而順，剛中而應，是以大亨。以卦德、卦體釋卦辭。『用見大人，勿恤』，有慶也。『南征，吉』，志行也。○困，剛揜也。以卦體釋卦名。險以說，困而不失其所亨，其唯君子乎？『貞，大人，吉』，剛中也。『有言不信』，尚口乃窮也。以卦德、卦體釋卦辭。○巽乎水而上水，井，井養而不窮也。以卦象釋卦名義。『改邑不改井』，乃以剛中也。『汔至，亦未繘井』，未有功也。『羸其缾』，是以『凶』也。以卦體釋卦辭。『无喪无得，往來井井』兩句，意與不改井同，故不復出。剛中，以二五而言。未有功而敗其缾，所以凶也。〇革，水火相息，二女同居，其志不相得，曰革。以卦象釋卦名義，大略與睽相似，然以相違而爲睽，相息而爲革也。息，滅息也，又爲生息之義。滅息而後生息也。『巳日乃孚』，革而信之。文明以說，大亨以正，革而當，其悔乃亡。以卦德釋卦辭。天地革而四時成，湯武革命，順乎天而應乎人。革之時大矣哉！極言而贊其大。〇鼎，象也。以木巽火，亨飪也。聖人亨以享上帝，而大亨以養聖賢。以卦體二象釋卦名義，因極其大而言之。享帝貴誠，用犢而已。養賢則饔飧牢禮，當極其盛，故曰大亨。巽而耳目聰明，柔進而上行，得中而應乎剛，是以元亨。以卦象、卦變、卦體釋卦辭。〇震，亨。震有亨道，不待言也。『震來虩虩』，恐致福也。『笑言啞啞』，後有則也。恐致福，恐懼以致福也。則，法也。『震驚百里』，驚遠而懼邇也。出，可以守宗廟社稷，以爲祭主也。程子以爲『邇也』下脫『不喪匕鬯』四字，今從之。出，謂繼世而主祭也。或云『出』即『鬯』字之誤。〇艮，止也。時止則止，時行則行，動靜不失其時，其道光明。此釋卦名，艮之義則止也。然行止各有其時，故時止而止，止也；時行而行，亦止也。艮體篤實，故又有光明之義。大畜於艮，亦以輝光言之。『艮其止』，止其所也。上下敵應，不相與也。是以『不獲其身，行其庭，不見其人，无咎』也。此釋卦辭。易『背』爲『止』，以明背即止也。背者，止之所也。以卦體言，内外之卦，陰陽敵應而不相與也。不相與，則内不見己，外不見人，而无咎矣。晁氏云：『艮其止，當依卦辭作背』。

○漸之進也，女歸吉也。『之』字疑衍，或是『漸』字。進得位，往有功也。進以正，可以正邦也。以卦變釋利貞之意。蓋此卦之變自渙而來，九進居三，自旅而來，九進居五，皆爲得位之正。其位，剛得中也。以卦體言，謂九五。止而巽，動不窮也。以卦德言，漸進之義。

○歸妹，天地之大義也。天地不交，而萬物不興。歸妹，人之終始也。釋卦名義也。歸者女之終，生育者，人之始。說以動，所歸妹也。又以卦德言之。『征凶』，位不當也。『无攸利』，柔乘剛也。又以卦體釋卦辭。男女之交，本皆正理，惟若此卦，則不得其正也。

○豐，大也。明以動，故豐。以卦德釋卦名義。『王假之』，尚大也。『勿憂，宜日中』，宜照天下也。釋卦辭。日中則昃，月盈則食。天地盈虛，與時消息，而況於人乎，況於鬼神乎？此又發明卦辭外意，言不可過中也。

○旅，小亨，柔得中乎外而順乎剛，止而麗乎明，是以『小亨，旅貞吉』也。

以卦體、卦德釋卦辭。旅之時義大矣哉！旅之時爲難處。○重巽以申命，釋卦義也。巽順而入，必究乎下，命令之象。重巽，故爲申命也。剛巽乎中正而志行，柔皆順乎剛，是以『小亨，利有攸往，利見大人』。以卦體釋卦辭。剛巽乎中正而志行，指九五。柔，謂初四。

○兑，說也。釋卦名義。剛中而柔外，說以利貞，是以順乎天而應乎人。說以先民，民忘其勞；說以犯難，民忘其死。說之大，民勸矣哉。以卦體釋卦辭而極言之。

○渙，亨，剛來而不窮，柔得位乎外而上同。以卦變釋卦辭。『王假有廟』，王乃在中也。中謂廟中。『利涉大川』，乘木有功也。

○節，亨，剛柔分而剛得中。以卦體釋卦辭。『苦節，不可貞』，其道窮也。又以理言。說以行險，當位以節，中正以通。又以卦德、卦體言之。當位、中正，指五。又坎爲通。天地節而四時成，節以制度，不傷財，不害民。極言節道。

○中孚，柔在內而剛得中，說而巽，孚乃化邦也。以卦體、卦德釋卦名義。『豚魚吉』，信及豚魚也。『利涉大川』，乘木舟虛也。以卦象言。中孚以利貞，乃應乎天也。信而正，則應乎天矣。

○小過，小者過而亨也。以卦體釋卦名義與其辭。過以利貞，與時行也。柔得中，是以小事吉也。以二五言。剛失位而不中，是以不可大事也。以三四言。有飛鳥之象焉，『飛鳥遺之音，不宜上，宜下，大吉』，上逆而下順也。以卦體言。『既濟，亨』，小者亨也。「濟」下疑脱「小」字。『利貞』，剛柔正而位當也。以卦體言。『初吉』，柔得中也。指六二。終止則亂，其道窮也。○未濟，亨，柔得中也。指九五言。『小狐汔濟』，未出中也。『濡其尾，无攸利』，不續終也。雖不當位，剛柔應也。

周易彖下傳第二

# 周易象上傳第三

朱熹本義

象者，卦之上下兩象，及兩象之六爻，周公所繫之辭也。

天行健，君子以自強不息。天，乾卦之象也。凡重卦皆取重義，此獨不然者，天一而已。但言天行，則見其一日一周，而明日又一周。若重複之象，非至健不能也。君子法之，不以人欲害其天德之剛，則自強而不息矣。『潛龍勿用』，陽在下也。『見龍在田』，德施普也。『終日乾乾』，反復道也。反復，重複踐行之意。『或躍在淵』，進无咎也。可以進而不必進也。『飛龍在天』，大人造也。「造」猶「作」也。『亢龍有悔』，盈不可久也。『用九』，天德不可爲首也。言陽剛不可爲物先，故六陽皆變而吉。○『天行』以下先儒謂之大象。『潛龍』以下，先儒謂之小象。後放此。○地勢坤，君子以厚德載物。地，坤之象，亦一而已，故不言重，而言其勢之順，則見其高下相因之無窮，至順極厚而無所不載也。履霜堅冰，陰始凝也。馴致其道，至堅冰也。按《魏志》作『初六，履霜』，今當從之。馴，順習也。六二之動，直以方也。『不習无不利』，地道光也。『含章可貞』，以時發也。『或從王事』，知光大也。『括囊，无咎』，慎不害也。『黃裳，元吉』，文在中也。文在中而見於外也。『龍戰于野』，其道窮也。『用六永貞』，以大終也。初陰後陽，故曰大終。○雲雷，屯，君子以經綸。坎不言水而言雲者，未通之意。經綸，治絲之事。經引之，綸理之也。屯難之世，君子有爲之時也。雖盤桓，志行正也。以貴下賤，大得民也。六二之難，乘剛也。『十年乃字』，反常也。『即鹿无虞』，以從禽也。君子舍之，往吝，窮也。求而往，明也。『屯其膏』，施未光也。『泣血漣如』，何可長也。○山下出泉，蒙，君子以果行育德。泉，水之始出者，必行而有漸也。『利用刑人』，以正法也。發蒙之初，法不可不正。懲戒所以正法也。『子克家』，剛柔接也。指二五之應。『勿用取女』，行不順也。困蒙之吝，獨遠實也。『順』當作『慎』，蓋『順』『慎』古字通用。《荀子》『順墨』作『慎墨』，且『行不慎』，於經意尤親切。實，協韻去聲。童蒙之吉，順以巽也。利用禦寇，上下順也。禦寇以剛，上下皆得其道。○雲上於天，需，君子以飲食宴樂。雲上於天，無所復爲，待其陰陽之和而自雨耳。事之當需者，亦不容更有所爲，但飲食宴樂，俟其自至而已。一有所爲，則非需也。『需于郊』，不犯難行也。『利用恒，无咎』，未失常也。『需于沙』，衍在中也，雖『小有言』，以吉終也。衍，寬意。以寬居中，不急進也。『需于泥』，災在外也。自我致寇，敬慎不敗也。外，謂外卦。敬慎不敗，發明占外之占。聖人示人之意切矣。『需于血』，順以聽也。酒食，『貞吉』，以中正也。不速之客來，『敬之終吉』，雖不當位，未大失也。以陰居上，是爲當位。言不當位，未詳。○天與水違行，訟，君子以作事謀始。天上水下，其行相違。作事謀始，訟端絶矣。『不永所事』，訟不可長也。雖『小有言』，其辯明也。不克訟，歸逋竄也，自下訟上，患至掇也。掇，自取也。『食舊德』，從上吉也。從上吉，謂隨人則吉；明自主事，則無成功也。『復即命，渝，安貞』，不失也。『訟，元吉』，以中正也。中則聽不偏，正則斷合理。以訟受服，亦不足敬也。○地中有水，師，君子以容民畜衆。水不外於地，兵不外於民，故能養民，則可以得衆矣。○『師出以律』，失律凶也。『在師中，吉』，承天寵也。『王三錫命』，懷萬邦也。『師或輿尸』，大无功也。左次无咎，未失常也。知難而退，師之常也。『長子帥師』，以中行也，『弟子輿尸』，使不當也。『大君有命』，以正功也。『小人勿用』，必亂邦也。聖人之戒深矣。○地上有水，比，先王以建萬國，親諸侯。地上有水，水比於地，不容有間，建國親侯，亦先王所以比於天下而無間者也。《彖》意，人來比我，此取我往比人。比之初六，有它吉也。『比之自内』，不自失也。得正，則不自失矣。『比之匪人』，不亦傷乎？外比於賢，以從上也。顯比之吉，位正中也。舍逆取順，『失前禽』也。『邑人不誡』，上使中也。由上之德，使不偏也。『比之无首』，无所終也。以上下之象言之，則爲无首，以始終之象言之，則爲无終，无首則无終矣。○風行天上，小畜，君子以懿文德。風有氣而無質，能畜而不能久，故爲小畜之象。懿文德，言未能厚積而遠施也。『復自道』，其義吉也。牽復在中，亦不自失也。亦者承上爻義。『夫妻反目』，不能正室也。程子曰：『説輻』、『反目』，三自爲也。有孚惕出，上合志也。『有孚攣如』，不獨富也。『既雨既處』，德積載也。『君子征凶』，有所疑也。○上天下澤，履，君子以辨上下，定民志。《程傳》備矣。素履之往，獨行願也。『幽人貞吉』，中不自亂也。『眇能視』，不足以有明也。『跛能履』，不足以與行也。咥人之凶，位不當也。『武人爲于大君』，志剛也。

『愬愬，終吉』，志行也。『夬履，貞厲』，位正當也。傷於所恃。元吉在上，大有慶也。若得元吉，則大有福慶也。○天地交，泰，后以財成天地之道，輔相天地之宜，以左右民。財成以制其過，輔相以補其不及。拔茅征吉，志在外也。『包荒，得尚于中行』，以光大也。『无往不復』，天地際也。翩翩不富，皆失實也。陰本居下，在上爲失實。『不戒以孚』，中心願也。『以祉元吉，中以行願也』。『城復于隍』，其命亂也。命亂故復否，告命，所以治之也。○天地不交，否，君子以儉德辟難，不可榮以祿。收斂其德，不形於外，以辟小人之難。人不得以祿位榮之。拔茅貞吉，志在君也。小人而變爲君子，則能以愛君爲念，而不計其私矣。『大人否，亨』，不亂羣也。言不亂於小人之羣。『包羞』，位不當也。『有命，无咎』，志行也。『大人之吉』，位正當也。否終則傾，何可長也。○天與火，同人，君子以類族辨物。天在上而火炎上，其性同也。類族辨物，所以審異而致同也。出門同人，又誰咎也？『同人于宗』，吝道也。『伏戎于莽』，敵剛也。『三歲不與』，安行也？言不能行。『乘其墉』，義弗克也。其吉，則困而反則也。乘其墉矣，則非其力之不足也。特以義之弗克而不攻耳。能以義斷，困而反於法則，故吉也。同人之先，以中直也。『大師相遇』，言相克也。直謂理直。『同人于郊』，志未得也。〇火在天上，大有，君子以遏惡揚善，順天休命。火在天上，所照者廣，爲大有之象。所有既大，無以治之，則釁孽萌於其間矣。天命有善而無惡，故遏惡揚善，所以順天。反之於身，亦若是而已矣。大有初九，无交害也。『大車以載』，積中不敗也。『公用亨于天子』，小人害也。『匪其彭，无咎』，明辨晳也。晳，明貌。『厥孚交如』，信以發志也。一人之信，足以發上下之志也。威如之吉，易而无備也。太柔，則人將易之，而无畏備之心。大有上吉，自天祐也。〇地中有山，謙，君子以裒多益寡，稱物平施。以卑蘊高，謙之象也。裒多益寡，所以稱物之宜而平其施，損高增卑以趣於平，亦謙之意也。『謙謙君子』，卑以自牧也。『鳴謙，貞吉』，中心得也。『勞謙君子』，萬民服也。『无不利，撝謙』，不違則也。言不爲過。『利用侵伐』，征不服也。『鳴謙』，志未得也。『可用行師』，征邑國也。陰柔无位，才力不足，故其志未得。而至於行師，然亦適足以治其私邑而已。雷出地奮，豫，先王以作樂崇德，殷薦之上帝，以配祖考。雷出地奮，和之至也。先王作樂，既象其聲，又取其義。殷，盛也。初六『鳴豫』，志窮凶也。窮謂满極。『不終日，貞吉』，以中正也。盱豫有悔，位不當也。『由豫，大有得』，志大行也。六五『貞疾』，乘剛也。『恒不死』，中未亡也。冥豫在上，何可長也？○澤中有雷，隨，君子以嚮晦入宴息。雷藏澤中，隨時休息。『官有渝』，從正吉也。『出門交有功』，不失也。『係小子』，弗兼與也。『係丈夫』，志舍下也。『隨有獲』，其義凶也。『有孚在道』，明功也。『孚于嘉，吉』，位正中也。『拘係之』，上窮也。窮，極也。○山下有風，蠱，君子以振民育德。山下有風，物壞而有事矣。而事莫大於二者，乃治己治人之道也。『幹父之蠱』，意承考也。『幹母之蠱』，得中道也。『幹父之蠱』，終无咎也。『裕父之蠱』，往未得也。幹父用譽，承以德也。『不事王侯』，志可則也。○澤上有地，臨，君子以教思无窮，容保民无疆。地臨於澤，上臨下也，二者皆臨下之事。教之无窮者，兑也，容之无疆者，坤也。『咸臨，貞吉』，志行正也。『咸臨，吉，无不利』，未順命也。未詳。『甘臨』，位不當也。『既憂之』，咎不長也。『至臨，无咎』，位當也。『大君之宜』，行中之謂也。『敦臨之吉』，志在內也。○風行地上，觀，先王以省方觀民設教。省方以觀民，設教以爲觀。初六『童觀』，小人道也。闚觀女貞，亦可醜也。在丈夫則爲醜也。『觀我生，進退』，未失道也。『觀國之光』，尚賓也。『觀我生』，觀民也。此夫子以義言之，明人君觀己所行，不但一身之得失，又當觀民德之善否，以自省察也。『觀其生』，志未平也。志未平，言雖不得位，未可忘戒懼也。○雷電，噬嗑，先王以明罰敕法。雷電當作「電雷」。『屨校滅趾』，不行也。滅趾，又有不進於惡之象。『噬膚滅鼻』，乘剛也。『遇毒』，位不當也。『利艱貞，吉』，未光也。『貞厲，无咎』，得當也。『何校滅耳』，聰不明也。滅耳，蓋罪其聽之不聰也。若能審聽而早圖之，則无此凶矣。○山下有火，賁，君子以明庶政，无敢折獄。山下有火，明不及遠。明庶政，事之小者。折獄，事之大者。內離明而外艮止，故取象如此。『舍車而徒』，義弗乘也。君子之取舍，決於義而已。『賁其須』，與上興也。永貞之吉，終莫之陵也。六四，當位疑也。『匪寇，婚媾』，終无尤也。當位，疑謂所當之位，可疑也。終无尤，謂若守正而不與，亦无它患也。六五之吉，有喜也。『白賁，无咎』，上得志也。○山附於地，剥上以厚下安宅。『剥牀以足』，以滅下也。『剥牀以辨』，未有與也。言未大盛。『剥之，无咎』，失上下也。上下謂四陰。『剥牀以膚』，切近災也。以宮人寵，終无尤也。『君子得輿』，民所載也。『小人剥廬』，終不可用也。○雷在地中，復，先王以至日閉關，商旅不行，后不省方。安靜以養微陽也。《月令》：『是月齊戒掩身，以待陰陽之所定。』『不遠之復』，以脩身也。休復之吉，以下仁也。頻復之厲，義无咎也。『中行獨復』，以從道也。『敦復，无悔』，中以自考也。考，成也。迷復之凶，反君道也。○天下雷行，物與无妄，先王以茂對時育萬物。天下雷行，震動發生，萬物各正其性命，是物物而與之以无妄也。先王法此以對時育物，因其所性而不爲私焉。无妄之往，得志也。『不耕穫』，未富也。富，如『非富天下』之『富』。言非計其利而爲之也。行人得牛，邑人災也。『可貞，无咎』，固有之也。有，猶守也。无妄之藥，不可試也。既已无妄而復藥之，則反爲妄而生疾矣。試，謂少嘗之也。无妄之行，窮之災也。○天在山中，大畜，君子以多識前言往行，以畜其德。天在山中，不必實有是事，但以其象言之耳。『有厲，利已』，不犯災也。『輿說輹』，中无尤也。『利有攸往』，上合志也。六四『元吉』，有喜也。六五之吉，有慶也。『何天之衢』，道大行也。○山下有雷，頤，君子以慎言語，節飲食。二者養德、養身之切務。『觀我朵頤』，亦不足貴也。六二『征凶』，行失類也。初上皆非其類也。『十年勿用』，道大悖也。顛頤之吉，上施光也。居貞之吉，順以從上也。『由頤厲吉』，大有慶也。○澤滅木，大過，君子以獨立不懼，遯世无悶。澤滅於木，大過之象也。不懼无悶，大過之行也。『藉用白茅』，柔在下也。老夫女妻，過以相與也。棟橈之凶，不可以有輔也。棟隆之吉，不橈乎下也。『枯楊生華』，何可久也？老婦士夫，亦可醜也。過涉之凶，不可咎也。○水洊至，習坎，君子以常德行，習教事。治己治人，皆必重習，然後熟而安之。習坎入坎，失道凶也。『求小得』，未出中也。『來之坎坎』，終无功也。『樽酒簋』，剛柔際也。陸氏《釋文》本无『貳』字，今從之。『坎不盈』，中未大也。有中德而未大。上六失道，凶三歲也。○明兩作，離，大人以繼明照于四方。作，起也。履錯之敬，在辟咎也。『黄離，元吉』，得中道也。『日昃之離』，何可久也？『突如其來如』，无所容也。无所容，言焚死弃也。六五之吉，离王公也。『王用出征』，以正邦也。

周易象上傳第三

# 周易象下傳第四

朱熹本義

山上有澤，咸，君子以虚受人。山上有澤，以虚而通也。『咸其拇』，志在外也。雖『凶，居吉』，順不害也。『咸其股』，亦不處也。志在隨人，所執下也。言亦者，因前二爻皆欲動而云也。二爻陰躁，其動也宜。九三陽剛，居止之極，宜静而動，可吝之甚也。『貞吉，悔亡』，未感害也。『憧憧往來』，未光大也。感害，言不正而感，則有害也。『咸其脢』，志末也。志末，謂不能感物。『咸其輔頰舌』，滕口説也。滕、騰通用。○雷風，恒，君子以立不易方。浚恒之凶，始求深也。九二『悔亡』，能久中也。『不恒其德』，无所容也。久非其位，安得禽也？婦人貞吉，從一而終也。夫子制義，從婦凶也。振恒在上，大无功也。○天下有山，遯，君子以遠小人，不惡而嚴。天體无窮，山高有限，遯之象也。嚴者，君子自守之常，而小人自不能近。遯尾之厲，不往，何災也？『執用黄牛』，固志也。係遯之厲，有疾憊也。『畜臣妾，吉』，不可大事也。『君子好遯』，小人否也。『嘉遯，貞吉』，以正志也。『肥遯，无不利』，无所疑也。○雷在天上，大壯，君子以非禮弗履。自勝者強。『壯于趾』，其孚窮也。言必窮困。九二『貞吉』，以中也。『小人用壯』，君子罔也。小人以壯敗，君子以罔困。『藩決不羸』，尚往也。『喪羊于易』，位不當也。『不能退，不能遂』，不詳也。『艱則吉』，咎不長也。○明出地上，晉，君子以自昭明德。昭明之也。『晉如摧如』，獨行正也。『裕无咎』，未受命也。初居下位，未有官守之命。『受茲介福』，以中正也。衆允之志，上行也。『鼫鼠貞厲』，位不當也。『失得勿恤』，往有慶也。『維用伐邑』，道未光也。○明入地中，明夷，君子以涖衆，用晦而明。『君子于行』，義不食也。唯義所在，不食可也。六二之吉，順以則也。南狩之志，乃大得也。『入于左腹』，獲心意也。箕子之貞，明不可息也。『初登于天』，照四國也。照四國以位言。『後入于地』，失則也。○風自火出，家人，君子以言有物，而行有恒。身脩則家治矣。

『閑有家』，志未變也。志未變而預防之。六二之吉，順以巽也。『家人嗃嗃』，未失也。『婦子嘻嘻』，失家節也。『富家，大吉』，順在位也。『王假有家』，交相愛也。程子曰：『夫愛其内助，婦愛其刑家。』威如之吉，反身之謂也。謂非作威也，反身自治，則人畏服之矣。○上火下澤，睽，君子以同而異。二卦合體而性不同。『見惡人』，以辟咎也。『遇主于巷』，未失道也。本其正應，非有邪也。『見輿曳』，位不當也。『无初有終』，遇剛也。『交孚无咎』，志行也。『厥宗噬膚』，往有慶也。遇雨之吉，羣疑亡也。○山上有水，蹇，君子以反身脩德。『往蹇，來譽』，宜待也。『王臣蹇蹇』，終无尤也。事雖不濟，亦无可尤。『往蹇，來反』，内喜之也。『往蹇，來連』，當位實也。『大蹇，朋來』，以中節也。『往蹇，來碩』，志在内也。『利見大人』，以從貴也。○雷雨作，解，君子以赦過宥罪。剛柔之際，義无咎也。九二『貞吉』，得中道也。『負且乘』，亦可醜也。自我致戎，又誰咎也？『解而拇』，未當位也。君子有解，小人退也。

『公用射隼』，以解悖也。〇山下有澤，損，君子以懲忿窒慾。君子脩身，所當損者，莫切於此。『已事遄往』，尚合志也。尚，上通。九二『利貞』，中以爲志也。『一人行』，三則疑也。『損其疾』，亦可喜也。六五『元吉』，自上祐也。『弗損益之』，大得志也。〇風雷，益，君子以見善則遷，有過則改。風雷之勢，交相助益。遷善改過，益之大者，而其相益亦猶是也。『元吉，无咎』，下不厚事也。下本不當任厚事，故不如是，不足以塞咎也。『或益之』，自外來也。或者，衆無定主之辭。益用凶事，固有之也。益用凶事，欲其困心衡慮而固有之也。『告公從』，以益志也。『有孚惠心』，勿問之矣。『惠我德』，大得志也。『莫益之』，偏辭也。『或擊之』，自外來也。莫益之者，猶從其求益之偏辭而言也。若究而言之，則又有擊之者矣。〇澤上於天，夬，君子以施祿及下，居德則忌。澤上於天，潰決之勢也。施祿及下，潰決之意也。居德則忌，未詳。不勝而往，咎也。『有戎勿恤』，得中道也。『君子夬夬』，終无咎也。『其行次且』，位不當也。『聞言不信』，聰不明也。『中行无咎』，中未光也。《程傳》備矣。『无號之凶』，終不可長也。〇天下有風，姤，后以施命誥四方。『繫于金柅』，柔道牽也。牽，進也。以其進，故止之。『包有魚』，義不及賓也。『其行次且』，行未牽也。无魚之凶，遠民也。民之去已由己遠之。九五『含章』，中正也。『有隕自天』，志不舍命也。『姤其角』，上窮吝也。○澤上於地，萃，君子以除戎器，戒不虞。除者，脩而聚之之謂。『乃亂乃萃』，其志亂也。『引吉，无咎』，中未變也。『往无咎』，上巽也。『大吉，无咎』，位不當也。『萃有位』，志未光也。未光謂匪孚。『齎咨涕洟』，未安上也。○地中生木，升，君子以順德，積小以高大。王肅本『順』作『慎』。今按它書引此，亦多作『慎』，意尤明白，蓋古字通用也。說見上篇蒙卦。『允升，大吉』，上合志也。九二之孚，有喜也。『升虛邑』，无所疑也。『王用亨于岐山』，順事也。以順而升，登祭于山之象。『貞吉，升階』，大得志也。冥升在上，消不富也。○澤无水，困，君子以致命遂志。水下漏，則澤上枯，故曰澤无水。致命，猶言授命，言持以與人而不之有也。能如是，則雖困而亨矣。『入于幽谷』，幽不明也。『困于酒食』，中有慶也。『據于蒺藜』，乘剛也。入于其宮，不見其妻，不祥也。

『來徐徐』，志在下也。雖不當位，有與也。『劓刖』，志未得也。『乃徐有說』，以中直也。『利用祭祀』，受福也。『困于葛藟』，未當也。『動悔有悔』，吉行也。○木上有水，井，君子以勞民勸相。木上有水，津潤上行，井之象也。勞民者，以君養民；勸相者，使民相養，皆取井養之義。『井泥不食』，下也。『舊井无禽』，時舍也。言爲時所棄。『井谷射鮒』，无與也。『井渫不食』，行惻也。求王明，受福也。行惻者，行道之人，皆以爲惻。『井甃，无咎』，脩井也。寒泉之食，中正也。元吉在上，大成也。○澤中有火，革，君子以治歷明時。四時之變，革之大者。『鞏用黄牛』，不可以有爲也。巳日革之，行有嘉也。『革言三就』，又何之矣。言已審。改命之吉，信志也。『大人虎變』，其文炳也。『君子豹變』，其文蔚也。『小人革面，順以從君也』。○木上有火，鼎，君子以正位凝命。鼎，重器也，故有正位凝命之意。凝，猶至道不凝焉之凝，《傳》所謂『協于上下，以承天休』者也。『鼎顛趾』，未悖也。『利出否』，以從貴也。鼎而顛趾，悖道也。而因可出否以從貴，則未爲悖也。從貴，謂應四，亦爲取新之意。『鼎有實』，慎所之也。『我仇有疾』，終无尤也。有實而不謹其所往，則爲仇所即而陷於惡矣。『鼎耳革』，失其義也。『覆公餗』，信如何也。言失信也。『鼎黃耳』，中以爲實也。玉鉉在上，剛柔節也。〇洊雷，震，君子以恐懼脩省。『震來虩虩』，恐致福也。『笑言啞啞』，後有則也。『震來，厲』，乘剛也。『震蘇蘇』，位不當也。『震遂泥』，未光也。『震往來，厲』，危行也。其事在中，大无喪也。『震索索』，中未得也。雖凶无咎，畏鄰戒也。中，謂中心。〇兼山，艮，君子以思不出其位。『艮其趾』，未失正也。『不拯其隨』，未退聽也。三止乎上，亦不肯退而聽乎二也。『艮其限』，危熏心也。『艮其身』，止諸躬也。『艮其輔』，以中正也。『正』字羨文，協韻可見。敦艮之吉，以厚終也。〇山上有木，漸，君子以居賢德善俗。二者皆當以漸而進。疑『賢』字衍，或『善』下有脫字。『小子之厲』，義无咎也。『飲食衎衎』，不素飽也。素飽，如《詩》言『素飡』。得之以道，則不爲徒飽，而處之安矣。『夫征不復』，離羣醜也。『婦孕不育』，失其道也。利用禦寇，順相保也。『或得其桷』，順以巽也。『終莫之勝，吉』，得所願也。『其羽可用爲儀，吉』，不可亂也。漸進愈高，而不爲无用。其志卓然，豈可得而亂哉。○澤上有雷，歸妹，君子以永終知敝。雷動澤隨，歸妹之象。君子觀其合之不正，知其終之有敝也。推之事物，莫不皆然。『歸妹以娣』，以恒也。『跛能履』，吉相承也。恒，謂有常久之德。『利幽人之貞』，未變常也。『歸妹以須』，未當也。愆期之志，有待而行也。『帝乙歸妹』『不如其娣之袂良』也。其位在中，以貴行也。以其有中德之貴而行，故不尚飾。上六『無實』，承虛筐也。○雷電皆至，豐，君子以折獄致刑。取其威照並行之象。『雖旬无咎』，過旬災也。戒占者不可求勝其配，亦爻辭外意。『有孚發若』，信以發志也。『豐其沛』，不可大事也。『折其右肱』，終不可用也。『豐其蔀』，位不當也。『日中見斗』，幽不明也。『遇其夷主』，吉行也。六五之吉，有慶也。『豐其屋』，天際翔也。『闚其户，闃其无人』，自藏也。藏，謂障蔽。○山下有火，旅，君子以明慎用刑，而不留獄。謹刑如山，不留如火。『旅瑣瑣』，志窮災也。『得童僕貞』，終无尤也。『旅焚其次』，亦已傷矣。以旅與下，其義喪也。以旅之時，而與下之道如此。義當喪也。『旅于處』，未得位也。『得其資斧』，心未快也。『終以譽命』，上逮也。上逮，言其譽命聞於上也。以旅在上，其義焚也。『喪牛于易』，終莫之聞也。

○隨風，巽，君子以申命行事。隨，相繼之義。『進退』，志疑也。『利武人之貞』，志治也。紛若之吉，得中也。頻巽之吝，志窮也。『田獲三品』，有功也。九五之吉，位正中也。『巽在牀下』，上窮也。『喪其資斧』，正乎凶也。正乎凶，言必凶。

○麗澤，兌，君子以朋友講習。兩澤相麗，互相滋益，朋友講習，其象如此。和兌之吉，行未疑也。居卦之初，其說也正，未有所疑也。孚兌之吉，信志也。來兌之凶，位不當也。九四之喜，有慶也。『孚于剥』，位正當也。與履九五同。上六『引兌』，未光也。

○風行水上，渙，先王以享于帝立廟。皆所以合其散。初六之吉，順也。『渙奔其机』，得願也。『渙其躬』，志在外也。『渙其羣，元吉』，光大也。王居无咎，正位也。『渙其血』，遠害也。

○澤上有水，節，君子以制數度，議德行。『不出户庭』，知通塞也。『不出門庭，凶』，失時極也。不節之嗟，又誰咎也？此『无咎』與諸爻異，言无所歸咎也。安節之亨，承上道也。甘節之吉，居位中也。『苦節，貞凶』，其道窮也。○澤上有風，中孚，君子以議獄緩死。風感水受，中孚之象。議獄緩死，中孚之意。初九『虞吉』，志未變也。『其子和之』，中心願也。『或鼓或罷』，位不當也。『馬匹亡』，絕類上也。『有孚攣如』，位正當也。『翰音登于天』，何可長也！○山上有雷，小過，君子以行過乎恭，喪過乎哀，用過乎儉。山上有雷，其聲小過。三者之過，皆小者之過。可過於小，而不可過於大，可以小過，而不可甚過。《象》所謂可小事而宜下者也。『飛鳥以凶』，不可如何也。『不及其君』，臣不可過也。所以不及君而還遇臣者，以臣不可過故也。『從或戕之』，凶如何也！『弗過遇之』，位不當也。『往厲必戒』，終不可長也。爻義未明，此亦當闕。密雲不雨，已上也。已上，太高也。『弗遇過之』，已亢也。○水在火上，既濟，君子以思患而預防之。『曳其輪』，義无咎也。『七日得』，以中道也。『三年克之』，憊也。『終日戒』，有所疑也。『東鄰殺牛』，不如西鄰之時也。『實受其福』，吉大來也。『濡其首，厲』，何可久也！○火在水上，未濟，君子以慎辨物居方。水火異物，各居其所，故君子觀象而審辨之。『濡其尾』，亦不知極也。『極』字未詳，考上下韻亦不叶，或恐是『敬』字，今且闕之。九二『貞吉』，中以行正也。九居二，本非正，以中故得正也。『未濟，征凶』，位不當也。『貞吉，悔亡』，志行也。『君子之光』，其暉吉也。暉者，光之散也。飲酒濡首，亦不知節也。

周易象下傳第四

# 周易繫辭上傳第五

朱熹本義

《繫辭》，本謂文王、周公所作之辭，繫于卦爻之下者，即今經文。此篇乃孔子所述《繫辭》之『傳』也，以其通論一經之大體凡例，故無經可附，而自分上下云。

天尊地卑，乾坤定矣，卑高以陳，貴賤位矣。動靜有常，剛柔斷矣。方以類聚，物以羣分，吉凶生矣。在天成象，在地成形，變化見矣。天地者，陰陽形氣之實體。乾坤者，《易》中純陰、純陽之卦名也。卑高者，天地萬物上下之位。貴賤者，《易》中卦爻上下之位也。動者，陽之常。靜者，陰之常。剛柔者，《易》中卦爻陰陽之稱也。方，謂事情所向，言事物善惡，各以類分。而吉凶者，《易》中卦爻占决之辭也。象者，日月星辰之屬。形者，山川動植之屬。變化者，《易》中蓍策卦爻，陰變爲陽，陽化爲陰者也。此言聖人作《易》，因陰陽之實體，爲卦爻之法象。莊周所謂『《易》以道陰陽』，此之謂也。是故剛柔相摩，八卦相盪。此言《易》卦之變化也。六十四卦之初，剛柔兩畫而已。兩相摩而爲四，四相摩而爲八，八相盪而爲六十四。鼓之以雷霆，潤之以風雨。日月運行，一寒一暑。此變化之成象者。乾道成男，坤道成女。此變化之成形者。此兩節，又明《易》之見於實體者，與上文相發明也。乾知大始，坤作成物。知，猶主也。乾主始物，而坤作成之，承上文男女而言乾坤之理。蓋凡物之屬乎陰陽者，莫不如此。大抵陽先陰後，陽施陰受。陽之輕清未形，而陰之重濁有迹。乾以易知，坤以簡能。乾健而動，即其所知，便能始物而無所難，故爲以易而知太始。坤順而靜，凡其所能，皆從乎陽而不自作，故爲以簡而能成物。易則易知，簡則易從。易知則有親，易從則有功。有親則可久，有功則可大。可久則賢人之德，可大則賢人之業。人之所爲，如乾之易，則其心明白而人易知，如坤之簡，則其事要約而人易從。易知則與之同心者多，故有親。易從則與之協力者衆，故有功。有親則一於內，故可久。有功則兼於外，故可大。德，謂得於己者。業，謂成於事者。上言乾、坤之德不同，此言人法乾坤之道。至此則可以爲賢矣。易簡，而天下之理得矣，天下之理得而成位乎其中矣。成位，謂成人之位。其中，謂天地之中。至此則體道之極功，聖人之能事，可以與天地參矣。〇此第一章，以造化之實，明作經文理。又言乾、坤之理，分見於天地，而人兼體之也。

〇聖人設卦，觀象繫辭焉，而明吉凶。象者，物之似也。此言聖人作《易》，觀卦爻之象而繫以辭也。剛柔相推，而生變化。言卦爻、陰陽迭相推盪，而陰或變陽，陽或化陰，聖人所以觀象而繫辭，衆人所以因蓍以求卦者也。是故吉凶者，失得之象也，悔吝者，憂虞之象也，吉凶、悔吝者，《易》之辭也。失得、憂虞者，事之變也。得則吉，失則凶。憂虞雖未至凶，然已足以致悔而取羞矣。蓋吉凶相對，而悔吝居其中間。悔自凶而趨吉，吝自吉而向凶也。故聖人觀卦爻之中，或有此象，即繫之以此辭也。變化者，進退之象也，剛柔者，晝夜之象也。六爻之動，三極之道也。柔變而趨於剛者，退極而進也。剛化而趨於柔者，進極而退也。既變而剛，則晝而陽矣。既化而柔，則夜而陰矣。六爻：初二爲地，三四爲人，五上爲天。動，即變化也。極，至也。三極，天地人之至理。三才，各一太極也。此明剛柔相推以生變化，而變化之極，復爲剛柔。流行於一卦六爻之間，而占者得因所值，以斷吉凶也。是故君子所居而安者，《易》之序也，所樂而玩者，爻之辭也。《易》之序，謂卦爻所著事理當然之次第。玩者，觀之詳。是故君子居則觀其象而玩其辭，動則觀其變而玩其占，是以『自天祐之，吉无不利。』《象辭》變已見上。凡單言變者，化在其中。占，謂其所值吉凶之決也。〇此第二章，言聖人作《易》，君子學《易》之事。

〇彖者，言乎象者也，爻者，言乎變者也。彖，謂卦辭，文王所作者。爻，謂爻辭，周公所作者。象，指全體而言。變，指一節而言。吉凶者，言乎其失得也，悔吝者，言乎其小疵也。无咎者，善補過也。此卦、爻辭之通例。是故列貴賤者存乎位，齊小大者存乎卦，辨吉凶者存乎辭。位，謂六爻之位。齊，猶定也。小，謂陰。大，謂陽。憂悔吝者，存乎介，震无咎者，存乎悔。介，謂辨別之端，蓋善惡已動而未形之時也。於此憂之，則不至於悔吝矣。震，動也。知悔則有以動其補過之心，而可以无咎矣。是故卦有小大，辭有險易。辭也者，各指其所之。小險大易，各隨所向。〇此第三章，釋卦爻辭之通例。

〇《易》與天地準，故能彌綸天地之道。《易》書卦爻，具有天地之道，與之齊準。彌，如彌縫之彌，有終竟聯合之意。綸，有選擇條理之意。仰以觀於天文，俯以察於地理，是故知幽明之故。原始反終，故知死生之說。精氣爲物，游魂爲變，是故知鬼神之情狀。此窮之事，以者，聖人以《易》之書也。易者，陰陽而已。幽明、死生、鬼神，皆陰陽之變，天地之道也。天文，則有晝夜上下。地理，則有南北高深。原者，推之於前。反者，要之於後。陰精陽氣，聚而成物，神之申也。魂遊魄降，散而爲變，鬼之歸也。與天地相似，故不違。知周乎萬物，而道濟天下，故不過。旁行而不流，樂天知命，故不憂。安土敦乎仁，故能愛。此聖人盡性之事也。天地之道，知仁而已。知周萬物者，天也，道濟天下者，地也。知且仁，則知而不過矣。旁行者，行權之知也。不流者，守正之仁也。既樂天理，而又知天命，故能無憂，而其知益深。隨處皆安，而無一息之不仁，故能不忘其濟物之心，而仁益篤。蓋仁者，愛之理，愛者，仁之用。故其相爲表裏如此。範圍天地之化而不過，曲成萬物而不遺，通乎晝夜之道而知，故神无方而《易》无體。此聖人至命之事也。範，如鑄金之有模範。圍，匡郭也。天地之化無窮，而聖人爲之範圍，不使過於中道，所謂裁成者也。通，猶兼也。晝夜，即幽明、死生、鬼神之謂。如此，然後可見至神之妙，無有方所；《易》之變化，無有形體也。○此第四章，言《易》道之大，聖人用之如此。

○一陰一陽之謂道。陰陽迭運者，氣也，其理則所謂道。繼之者善也，成之者性也。道具於陰而行乎陽。繼，言其發也。善，謂化育之功，陽之事也。成，言其具也。性，謂物之所受，言物生則有性，而各具是道也，陰之事也。周子、程子之書，言之備矣。仁者見之謂之仁，知者見之謂之知，百姓日用而不知，故君子之道鮮矣。仁陽知陰，各得是道之一隅，故隨其所見而目爲全體也。日用不知，則莫不飲食，鮮能知味者，又其每下者也，然亦莫不有是道焉。或曰：上章以知屬乎天，仁屬乎地，與此不同，何也？曰：彼以清濁言，此以動靜言。顯諸仁，藏諸用，鼓萬物而不與聖人同憂。盛德大業，至矣哉。顯，自內而外也。仁，謂造化之功，德之發也。藏，自外而內也。用，謂機緘之妙，業之本也。程子曰：『天地無心而成化，聖人有心而無爲。』富有之謂大業，日新之謂盛德。張子曰：『富有者，大無外；日新者，久無窮』。生生之謂易，陰生陽，陽生陰，其變無窮，理與書皆然也。成象之謂乾，效法之謂坤，效，呈也。法，謂造化之詳密而可見者。極數知來之謂占，通變之謂事，占，筮也，事之未定者，屬乎陽也。事，行事也，占之已決者，屬乎陰也。極數知來，所以通事之變。張忠定公言公事有陰陽，意蓋如此。陰陽不測之謂神。張子曰：兩在，故不測。○此第五章，言道之體用，不外乎陰陽。而其所以然者，則未嘗倚於陰陽也。

○夫《易》，廣矣，大矣。以言乎遠則不禦，以言乎邇則靜而正，以言乎天地之間則備矣。不禦，言無盡。靜而正，言即物而理存。備，言无所不有。夫乾，其靜也專，其動也直，是以大生焉。夫坤，其靜也翕，其動也闢，是以廣生焉。乾坤各有動靜，於其四德見之。靜體而動用，靜別而動交也。乾一而實，故以質言而曰大；坤二而虛，故以量言而曰廣。蓋天之形雖包於地之外，而其氣常行乎地之中也。《易》之所以廣大者以此。廣大配天地，變通配四時，陰陽之義配日月，易簡之善配至德。《易》之廣大變通，與其所言陰陽之說，易簡之德，配之天道人事，則如此。○此第六章。

○子曰：《易》，其至矣乎。夫《易》，聖人所以崇德而廣業也。知崇禮卑，崇效天，卑法地。《十翼》皆夫子所作，不應自著「子曰」字，疑皆後人所加也。窮理則知崇如天而德崇，循理則禮卑如地而業廣。此其取類，又以清濁言也。天地設位，而《易》行乎其中矣。成性存存，道義之門。天地設位而變化行，猶知禮存性而道義出也。成性，本成之性也。存存，謂存而又存，不已之意也。此第七章。○聖人有以見天下之賾，而擬諸其形容，象其物宜，是故謂之象。賾，雜亂也。象，卦之象，如《說卦》所列者。聖人有以見天下之動，而觀其會通，以行其典禮，繫辭焉以斷其吉凶，是故謂之爻。會，謂理之所聚而不可遺處。通，謂理之可行而无所礙處。如庖丁解牛，會則其族，而通則其虛也。言天下之至賾而不可惡也，言天下之至動而不可亂也。惡，猶厭也。擬之而後言，議之而後動，擬議以成其變化。觀象玩辭，觀變玩占，而法行之，此下七爻則其例也。『鳴鶴在陰，其子和之。我有好爵，吾與爾靡之。』子曰：『君子居其室，出其言善，則千里之外應之，況其邇者乎？居其室，出其言不善，則千里之外違之，況其邇者乎？言出乎身，加乎民；行發乎邇，見乎遠。言行，君子之樞機。樞機之發，榮辱之主也。言行，君子之所以動天地也，可不慎乎！』釋中孚九二爻義。『同人先號咷而後笑。』子曰：『君子之道，或出或處，或默或語。二人同心，其利斷金，同心之言，其臭如蘭』。釋同人九五爻義。言君子之道，初若不同而後實无間。斷金、如蘭，言物莫能間，而其言有味也。『初六，藉用白茅，无咎。』子曰：『苟錯諸地而可矣。藉之用茅何咎之有？慎之至也。夫茅之爲物薄，而用可重也。慎斯術也以往，其无所失矣。』釋大過初六爻義。『勞謙，君子有終，吉。』子曰：『勞而不伐，有功而不德，厚之至也。語以其功下人者也。德言盛，禮言恭。謙也者，致恭以存其位者也。』釋『謙』九三爻義。德言盛，禮言恭，言德欲其盛，禮欲其恭也。『亢龍有悔。』子曰：『貴而无位，高而无民，賢人在下位而无輔，是以動而有悔也。』釋乾上九爻義。當屬《文言》，此蓋重出。『不出户庭，无咎。』子曰：『亂之所生也，則言語以爲階。君不密則失臣，臣不密則失身，幾事不密則害成。是以君子慎密而不出也。』釋節初九爻義。子曰：『作《易》者，其知盜乎？《易》曰：「負且乘，致寇至。」負也者，小人之事也。乘也者，君子之器也。小人而乘君子之器，盜思奪之矣。上慢下暴，盗思伐之矣。慢藏誨盗，冶容誨淫。《易》曰：「負且乘，致寇至」，盗之招也。』釋解六三爻義。○此第八章，言卦爻之用。○天一、地二、天三、地四、天五、地六、天七、地八、天九、地十。此簡本在第十章之首，程子曰宜在此，今從之。此言天地之數，陽奇陰耦，即所謂河圖者也。其位一、六居下，二、七居上，三、八居左，四、九居右，五、十居中。就此章而言之，則中五爲衍母，次十爲衍子，次一、二、三、四爲四象之位，次六、七、八、九爲四象之數。二老位於西北，二少位於東南，其數則各以其類交錯於外也。

天數五，地數五，五位相得而各有合。天數二十有五，地數三十，凡天地之數五十有五。此所以成變化而行鬼神也。此簡本在『大衍』之後，今按宜在此。天數五者，一、三、五、七、九皆奇也，地數五者，二、四、六、八、十皆耦也。相得，謂一與二，三與四，五與六，七與八，九與十，各以奇耦爲類而自相得。有合，謂一與六，二與七，三與八，四與九，五與十，皆兩相合。二十有五者，五奇之積也。三十者，五耦之積也。變化，謂一變生水，而六化成之，二化生火，而七變成之；三變生木，而八化成之；四化生金，而九變成之；五變生土，而十化成之。鬼神，謂凡奇耦生成之屈伸往來者。

大衍之數五十，其用四十有九，分而爲二，以象兩，掛一以象三，揲之以四以象四時，歸奇於扐以象閏，五歲再閏，故再扐而後掛。大衍之數五十，蓋以《河圖》中宮天五乘地十而得之，至用以筮，則又止用四十有九。蓋皆出於理勢之自然，而非人之知力所能損益也。兩，謂天地也。掛，懸其一於左手小指之間也。三，三才也。揲，間而數之也。奇，所揲四數之餘也。扐，勒於左手中三指之兩間也。閏，積月之餘日而成月者也。五歲之間，再積日而再成月，故五歲之中，凡有再閏，然後別起積分，如一掛之後，左右各一揲而一扐，故五者之中，凡有再扐，然後別起一掛也。乾之策，二百一十有六。坤之策，百四十有四，凡三百有六十。當期之日。凡此策數生於四象，蓋《河圖》四面，太陽居一而連九，少陰居二而連八，少陽居三而連七，太陰居四而連六。揲蓍之法，則通計三變之餘，去其初掛之一。凡四爲奇，凡八爲耦，奇負圜三，耦方圜四。三用其全，四用其半。積而數之，則爲六、七、八、九，而第三變揲數策數，亦皆符會。蓋餘三奇則九，而其揲亦九，策亦四九三十六，是爲居一之太陽。餘二奇一耦則八，而其揲亦八，策亦四八三十二，是爲居二之少陰。二耦一奇則七，而其揲亦七，策亦四七二十八，是爲居三之少陽。三耦則六，而其揲亦六，策亦四六二十四，是爲居四之老陰。是其變化往來、進退離合之妙，皆出自然，非人之所能爲也。少陰退而未極乎虛，少陽進而未極乎盈，故此獨以老陽、老陰計乾坤六爻之策數，餘可推而知也。期，周一歲也，凡三百六十五日四分日之一，此特舉成數而槩言之耳。二篇之策，萬有一千五百二十，當萬物之數也。二篇，謂上下經。凡陽爻百九十二，得六千九百一十二策；陰爻百九十二，得四千六百八策，合之得此數。是故四營而成易，十有八變而成卦。四營，謂分二掛一揲四歸奇也。易，變也。謂一變也。三變成爻，十八變則成六爻也。八卦而小成。謂九變而成三畫，得內卦也。引而伸之，觸類而長之，天下之能事畢矣。謂已成六爻，而視其爻之變，與不變以爲動靜，則一卦可變而爲六十四卦以定吉凶，凡四千九十六卦也。顯道神德行，是故可與酬酢，可與祐神矣。道因辭顯，行以數神。酬酢，謂應對。祐神，謂助神化之功。子曰：『知變化之道者，其知神之所爲乎？』變化之道，即上文數法是也，皆非人之所能爲，故夫子歎之。而門人加『子曰』以別上文也。○此第九章，言天地大衍之數，揲蓍求卦之法，然亦略矣。意其詳具於太卜筮人之官，而今不可考耳。其可推者《啓蒙》備言之。○《易》有聖人之道四焉：以言者尚其辭，以動者尚其變，以制器者尚其象，以卜筮者尚其占。四者皆變化之道，神之所爲者也。是以君子將有爲也，將有行也，問焉而以言，其受命也如響，无有遠近幽深，遂知來物。非天下之至精，其孰能與於此。此尚辭、尚占之事，言人以蓍問《易》求其卦爻之辭，而以之發言處事，則易受人之命而有以告之。如響之應聲，以決其未來之吉凶也。以言，與『以言者尚其辭』之『以言』義同。命，則將筮而告蓍之語。《冠禮》『筮日宰自有贊命』是也。參伍以變，錯綜其數。通其變，遂成天地之文，極其數，遂定天下之象，非天下之至變，其孰能與於此？此尚象之事，變則象之未定者也。參者，三數之也。伍者，五數之也。既參以變，又伍以變，一先一後，更相考覈，以審其多寡之實也。錯者，交而互之，一左一右之謂也。綜者，總而挈之，一低一昂之謂也。此亦皆謂揲蓍求卦之事。蓋通三揲兩手之策，以成陰陽老少之畫，究七八九六之數，以定卦爻動靜之象也。參伍、錯綜，皆古語，而參伍尤難曉。按《荀子》云：『窺敵制變，欲伍以參。』《韓非》曰：『省同異之言，以知朋黨之分；偶參伍之驗，以責陳言之實。』又曰：『參之以比物，伍之以合參。』《史記》曰：『必參而伍之。』又曰：『參伍不失。』《漢書》曰：『參伍其賈，以類相準。』此足以相發明矣。《易》，無思也，無爲也，寂然不動，感而遂通天下之故。非天下之至神，其孰能與於此？此四者之體所以立，而用所以行者也。易，指蓍卦。无思、无爲，言其无心也。寂然者，感之體。感通者，寂之用。人心之妙，其動靜亦如此。夫《易》，聖人之所以極深而研幾也。研，猶審也。幾，微也。所以極深者，至精也。所以研幾者，至變也。唯深也，故能通天下之志；唯幾也，故能成天下之務；唯神也，故不疾而速，不行而至。所以通志而成務者，神之所爲也。子曰：『易有聖人之道四焉』，此之謂也。〇此第十章，承上章之意，言《易》之用，有此四者。〇子曰：『夫《易》何爲者也？夫《易》，開物成務，冒天下之道，如斯而已者也。』是故聖人以通天下之志，以定天下之業，以斷天下之疑。開物成務，謂使人卜筮以知吉凶，而成事業。冒天下之道，謂卦爻既設，而天下之道皆在其中。是故蓍之德圓而神，卦之德方以知，六爻之義易以貢。聖人以此洗心，退藏於密，吉凶與民同患。神以知來，知以藏往，其孰能與於此哉？古之聰明叡知，神武而不殺者夫。圓神，謂變化无方。方知，謂事有定理。易以貢，謂變易以告人。聖人體具三者之德，而无一塵之累。无事，則其心寂然，人莫能窺；有事，則神知之用，隨感而應，所謂无卜筮而知吉凶也。神武不殺，得其理而不假其物之謂。是以明於天之道，而察於民之故，是興神物以前民用。聖人以此齊戒，以神明其德夫。神物，謂蓍龜。湛然純一之謂齊，肅然警惕之謂戒。明天道，故知神物之可興，察民故，故知其用之不可不有以開其先。是以作爲卜筮以教人，於此焉齊戒以考其占，使其心神明不測，如鬼神之能知來也。是故闔户謂之坤，闢户謂之乾，一闔一闢謂之變，往來不窮謂之通，見乃謂之象，形乃謂之器，制而用之謂之法，利用出入，民咸用之謂之神。闔闢，動靜之機也。先言坤者，由靜而動也。乾坤變通者，化育之功也。見象、形器者，生物之序也。法者，聖人脩道之所爲。而神者，百姓自然之日用也。是故《易》有大極，是生兩儀，兩儀生四象，四象生八卦。一每生二，自然之理也。《易》者，陰陽之變。太極者，其理也。兩儀者，始爲一畫以分陰陽。四象者，次爲二畫以分太少。八卦者，次爲三畫而三才之象始備。此數言者，實聖人作《易》自然之次第，有不假絲毫智力而成者。畫卦揲蓍，其序皆然。詳見序例《啓蒙》。八卦定吉凶，吉凶生大業。有吉有凶，是生大業。是故法象，莫大乎天地，變通，莫大乎四時，縣象著明，莫大乎日月，崇高，莫大乎富貴，備物致用，立成器以爲天下利，莫大乎聖人，探賾索隱，鈎深致遠，定天下之吉凶，成天下之亹亹者，莫大乎蓍龜。富貴，謂有天下、履帝位。『立』下疑有闕文。亹亹，猶勉勉也。疑則怠，决故勉。是故天生神物，聖人則之，天地變化，聖人效之，天垂象，見吉凶，聖人象之，河出《圖》，洛出《書》，聖人則之。此四者，聖人作《易》之所由也。《河圖》、《洛書》，詳見《啓蒙》。易有四象，所以示也，《繫辭》焉，所以告也，定之以吉凶，所以斷也。四象，謂陰陽老少。示，謂示人以所值之卦爻。〇此第十一章，專言卜筮。〇《易》曰：『自天祐之，吉，无不利。』子曰：『祐者，助也。天之所助者，順也；人之所助者，信也。履信思乎順，又以尚賢也。是以自天祐之，吉，无不利。』釋大有上九爻義。然在此無所屬，或恐是錯簡，宜在第七章之末。〇子曰：『書不盡言，言不盡意』。然則聖人之意，其不可見乎！子曰：『聖人立象以盡意，設卦以盡情僞，繫辭焉以盡其言，變而通之以盡利，鼓之舞之以盡神。』言之所傳者淺，象之所示者深，觀奇耦二畫，包含變化，无有窮盡，則可見矣。變通、鼓舞，以事而言。兩『子曰』字，宜衍其一。蓋『子曰』字，皆後人所加，故有此誤。如近世《通書》，乃周子所自作，亦爲後人每章加以『周子曰』字，其設問荅處，正如此也。乾坤，其《易》之緼耶？乾坤成列，而易立乎其中矣，乾坤毀，則无以見《易》。《易》不可見，則乾坤或幾乎息矣！緼，所包蓄者，猶衣之著也。《易》之所有，陰陽而已。凡陽皆乾，凡陰皆坤，畫卦定位，則二者成列，而《易》之體立矣。乾坤毀，謂卦畫不立，乾坤息，謂變化不行。是故形而上者謂之道，形而下者謂之器，化而裁之謂之變，推而行之謂之通，舉而錯之天下之民，謂之事業。卦爻陰陽，皆形而下者，其理則道也。因其自然之化而裁制之，變之義也。『變通』二字，上章以天言，此章以人言。是故夫象，聖人有以見天下之賾，而擬諸其形容，象其物宜，是故謂之象。聖人有以見天下之動，而觀其會通以行其典禮，繫辭焉以斷其吉凶，是故謂之爻。重出，以起下文。極天下之賾者存乎卦，鼓天下之動者存乎辭，卦，即象也，辭，即爻也。化而裁之存乎變，推而行之存乎通，神而明之存乎其人，默而成之，不言而信，存乎德行。卦爻所以變通者在人，人之所以能神而明之者在德。〇此第十二章。

周易繫辭上傳第五

# 周易繫辭下傳第六

朱熹本義

八卦成列，象在其中矣，因而重之，爻在其中矣。成列，謂乾一，兑二，離三，震四，巽五，坎六，艮七，坤八之類。象，謂卦之形體也。因而重之，謂各因一卦而以八卦次第加之，爲六十四也。爻，六爻也。既重而後卦有六爻也。剛柔相推，變在其中矣，繫辭焉而命之，動在其中矣。剛柔相推，而卦爻之變，往來交錯，無不可見，聖人因其如此，而皆繫之辭以命其吉凶，則占者所值當動之爻象，亦不出乎此矣。吉凶悔吝者，生乎動者也。吉、凶、悔、吝，皆辭之所命也。然必因卦爻之動而後見。剛柔者，立本者也，變通者，趣時者也。一剛一柔，各有定位，自此而彼，變以從時。吉凶者，貞勝者也。貞，正也，常也，物以其所正爲常者也。天下之事，非吉則凶，非凶則吉，常相勝而不已也。天地之道，貞觀者也，日月之道，貞明者也，天下之動，貞夫一者也。觀，示也。天下之動，其變无窮，然順理則吉，逆理則凶，則其所正而常者，亦一理而已矣。夫乾，確然示人易矣，夫坤，隤然示人簡矣。確然，健貌。隤然，順貌，所謂『貞觀』者也。爻也者，效此者也。象也者，像此者也。此謂上文乾、坤所示之理，爻之奇耦，卦之消息，所以效而象之。爻象動乎內，吉凶見乎外，功業見乎變，聖人之情見乎辭。內，謂蓍卦之中。外，謂蓍卦之外。變，即動乎內之變。辭，即見乎外之辭。天地之大德曰生，聖人之大寶曰位，何以守位？曰人。何以聚人？曰財。理財正辭，禁民爲非，曰義。『曰人』之人，今本作『仁』。呂氏從古，蓋所謂『非衆罔與守邦』。〇此第一章，言卦爻吉凶，造化功業。〇古者包犧氏之王天下也，仰則觀象於天，俯則觀法於地，觀鳥獸之文，與地之宜，近取諸身，遠取諸物，於是始作八卦，以通神明之德，以類萬物之情。王昭素曰：『「與地」之間，諸本多有「天」字。』俯仰遠近，所取不一，然不過以驗陰陽消息兩端而已。神明之德，如健順動止之性，萬物之情，如雷風山澤之象。作結繩而爲罔罟，以佃以漁，蓋取諸離。兩目相承，而物麗焉。包犧氏沒，神農氏作，斲木爲耜，揉木爲耒，耒耨之利，以教天下，蓋取諸益。二體皆木，上入下動，天下之益，莫大於此。日中爲市，致天下之民，聚天下之貨，交易而退，各得其所，蓋取諸噬嗑。日中爲市，上明而下動，又借噬爲市，嗑爲合也。神農氏沒，黃帝、堯、舜氏作，通其變，使民不倦，神而化之，使民宜之。《易》，窮則變，變則通，通則久。是以『自天祐之，吉无不利』。黃帝、堯、舜垂衣裳而天下治，蓋取諸乾、坤。乾、坤變化而无爲。刳木爲舟，剡木爲楫，舟楫之利，以濟不通，致遠以利天下，蓋取諸渙。木在水上也。『致遠以利天下』，疑衍。服牛乘馬，引重致遠，以利天下，蓋取諸隨。下動，上說。重門擊柝，以待暴客，蓋取諸豫。豫備之意。斷木爲杵，掘地爲臼，臼杵之利，萬民以濟，蓋取諸小過。下止上動。弦木爲弧，剡木爲矢，弧矢之利，以威天下，蓋取諸睽。睽，乖然後威以服之。上古穴居而野處，後世聖人易之以宮室，上棟下宇，以待風雨，蓋取諸大壯。壯固之意。古之葬者，厚衣之以薪，葬之中野，不封不樹，喪期無數，後世聖人易之以棺槨，蓋取諸大過。送死大事，而過於厚。上古結繩而治，後世聖人易之以書契，百官以治，萬民以察，蓋取諸夬。明決之意。○此第二章，言聖人制器尚象之事。

○是故《易》者，象也。象也者，像也。《易》卦之形，理之似也。彖者，材也。彖言一卦之材。爻也者，效天下之動者也。效，放也。是故吉凶生而悔吝著也。悔吝本微，因此而著。○此第三章。

○陽卦多陰，陰卦多陽。震、坎、艮爲陽卦，皆一陽二陰；巽、離、兊爲陰卦，皆一陰二陽。其故何也？陽卦奇，陰卦耦，凡陽卦皆五畫，凡陰卦皆四畫。其德行何也？陽一君而二民，君子之道也。陰二君而一民，小人之道也。君，謂陽。民，謂陰。〇此第四章。〇《易》曰：『憧憧往來，朋從爾思。』子曰：『天下何思何慮？天下同歸而殊塗，一致而百慮。天下何思何慮？』引咸九四爻詞而釋之。言理本無二，而殊塗百慮，莫非自然，何以思慮爲哉？必思而從，則所從者亦狹矣。日往則月來，月往則日來，日月相推而明生焉。寒往則暑來，暑往則寒來，寒暑相推而歲成焉。往者屈也，來者信也，屈信相感而利生焉。言往來屈信，皆感應自然之常理，加憧憧焉，則入於私矣，所以必思而後有從也。尺蠖之屈，以求信也。龍蛇之蟄，以存身也。精義入神，以致用也。利用安身，以崇德也。因言屈伸往來之理，而又推以言學，亦有自然之機也。精研其義，至於入神，屈之至也。然乃所以爲出而致用之本，利其施用，無適不安，伸之極也。然乃所以爲入而崇德之資，內外交相養，互相發也。過此以往，未之或知也。窮神知化，德之盛也。下學之事，盡力於精義利用，而交養互發之機，自不能已。自是以上，則亦無所用其力矣。至於窮神知化，乃德盛仁熟而自致耳。然不知者，往而屈也，自致者，來而信也，是亦感應自然之理而已。張子曰：『氣有陰陽，推行有漸爲化，合一不測爲神。』此上四節，皆以釋咸九四爻義。《易》曰：『困于石，據于蒺蔾，入于其宮，不見其妻，凶。』子曰：『非所困而困焉，名必辱，非所據而據焉，身必危。既辱且危，死期將至，妻其可得見邪？』釋困六三爻義。《易》曰：『公用射隼于高墉之上，獲之，无不利。』子曰：『隼者，禽也。弓矢者，器也。射之者，人也。君子藏器於身，待時而動，何不利之有？動而不括，是以出而有獲，語成器而動者也。』括，結礙也。此釋解上六爻義。子曰：『小人不恥不仁，不畏不義，不見利不勸，不威不懲。小懲而大誡，此小人之福也。《易》曰：「屨校滅趾，无咎」。此之謂也。此釋噬嗑初九爻義。善不積不足以成名，惡不積不足以滅身。小人以小善爲无益而弗爲也，以小惡爲无傷而弗去也，故惡積而不可揜，罪大而不可解。《易》曰：「何校滅耳，凶」』。此釋噬嗑上九爻義。子曰：『危者，安其位者也。亡者，保其存者也。亂者，有其治者也。是故君子安而不忘危，存而不忘亡，治而不忘亂。是以身安而國家可保也。《易》曰：「其亡其亡，繫于苞桑」』。此釋否九五爻義。子曰：『德薄而位尊，知小而謀大，力小而任重，鮮不及矣。《易》曰：「鼎折足，覆公餗，其形渥，凶」。言不勝其任也。』此釋鼎九四爻義。子曰：『知幾其神乎？君子上交不諂，下交不瀆，其知幾乎？幾者，動之微，吉之先見者也。君子見幾而作，不俟終日。《易》曰：「介于石，不終日，貞吉。」介如石焉，寧用終日？斷可識矣。君子知微知彰，知柔知剛，萬夫之望。』此釋豫六二爻義。《漢書》『吉之』之間有『凶』字。子曰：『顔氏之子，其殆庶幾乎？有不善，未嘗不知，知之，未嘗復行也。《易》曰：「不遠復，无祇悔，元吉。」』殆，危也。庶幾，近意，言近道也。此釋復初九爻義。『天地絪緼，萬物化醇，男女構精，萬物化生。《易》曰：「三人行，則損一人，一人行，則得其友」。言致一也。』絪緼，交密之狀。醇，謂厚而凝也，言氣化者也。化生，形化者也。此釋損六三爻義。子曰：『君子安其身而後動，易其心而後語，定其交而後求。君子脩此三者，故全也。危以動，則民不與也。懼以語，則民不應也。无交而求，則民不與也。莫之與，則傷之者至矣。《易》曰：「莫益之，或擊之，立心勿恒，凶。」』此釋益上九爻義。○此第五章。○子曰：『乾坤，其易之門邪？』乾，陽物也，坤，陰物也。陰陽合德，而剛柔有體，以體天地之撰，以通神明之德。諸卦剛柔之體，皆以乾、坤合德而成，故曰『乾坤，《易》之門』。撰，猶事也。其稱名也，雜而不越，於稽其類，其衰世之意邪？萬物雖多，無不出於陰陽之變。故卦爻之義，雖雜出而不差繆，然非上古淳質之時思慮所及也。故以爲衰世之意，蓋指文王與紂之時也。夫《易》，彰往而察來，而微顯闡幽，開而當名辨物，正言斷辭則備矣。而微顯，恐當作『微顯而』。『開而』之『而』，亦疑有誤。其稱名也小，其取類也大。其旨遠，其辭文，其言曲而中，其事肆而隱。因貳以濟民行，以明失得之報。肆，陳也。貳，疑也。○此第六章，多闕文疑字，不可盡通。後皆放此。○《易》之興也，其於中古乎？作《易》者，其有憂患乎？夏、商之末，《易》道中微，文王拘於羑里而繫《彖辭》，《易》道復興。是故履，德之基也。謙，德之柄也。復，德之本也。恒，德之固也。損，德之脩也。益，德之裕也。困，德之辯也。井，德之地也。巽，德之制也。履，禮也。上天下澤，定分不易，必謹乎此。然後其德有以爲基而立也。謙者，自卑而尊人，又爲禮者之所當執持而不可失者也。九卦皆反身脩德以處憂患之事也，而有序焉。基，所以立。柄，所以持。復者，心不外而善端存。恒者，守不變而常且久。懲忿窒慾以脩身，遷善改過以長善，困以自驗其力，井以不變其所，然後能巽順於理，以制事變也。履，和而至。謙，尊而光。復，小而辨於物。恒，雜而不厭。損，先難而後易。益，長裕而不設。困，窮而通。井，居其所而遷。巽，稱而隱。此如書之九德，禮非強世，然事皆至極。謙以自卑而尊且光，復陽微而不亂於羣陰，恒處雜而常德不厭，損欲先難，習熟則易，益但充長而不造作，困身困而道亨，井不動而及物，巽稱物之宜，而潛隱不露。履以和行，謙以制禮，復以自知，恒以一德，損以遠害，益以興利，困以寡怨，井以辨義，巽以行權。寡怨，謂少所怨尤。辨義，謂安而能慮。○此第七章。三陳九卦，以明處憂患之道。

○《易》之爲書也，不可遠，爲道也，屢遷，變動不居，周流六虛，上下無常，剛柔相易，不可爲典要，唯變所適。遠，猶忘也。周流六虛，謂陰陽流行於卦之六位。其出入以度，外內使知懼。此句未詳，疑有脱誤。又明於憂患與故，无有師保，如臨父母。雖无师保，而常若父母臨之，戒懼之至。初率其辭，而揆其方，既有典常。苟非其人，道不虛行。方，道也。始由辭以度其理，則見其有典常矣。然神而明之，則存乎其人也。○此第八章。

○《易》之爲書也，原始要終，以爲質也。六爻相雜，唯其時物也。質，謂卦體。卦必舉其始終而後成體，爻則唯其時物而已。其初難知，其上易知，本末也，初辭擬之，卒成之終。此言初上二爻。若夫雜物撰德，辨是與非，則非其中爻不備。此謂卦中四爻。

噫，亦要存亡吉凶，則居可知矣。知者觀其《彖辭》，則思過半矣。《彖》，統論一卦六爻之體。

二與四，同功而異位，其善不同。二多譽，四多懼，近也。柔之爲道，不利遠者。其要无咎，其用柔中也。此以下論中爻。同功，謂皆陰位。異位，謂遠近不同。四近君，故多懼。柔不利遠，而二多譽者，以其柔中也。三與五，同功而異位，三多凶，五多功，貴賤之等也。其柔危，其剛勝邪。三五同陽位，而貴賤不同。然以柔居之則危，惟剛則能勝之。○此第九章。

○《易》之爲書也，廣大悉備。有天道焉，有人道焉，有地道焉。兼三材而兩之，故六。六者，非它也，三材之道也。三畫已具三材，重之故六，而以上二爻爲天，中二爻爲人，下二爻爲地。道有變動，故曰爻。爻有等，故曰物。物相雜，故曰文。文不當，故吉凶生焉。道有變動，謂卦之一體。等，謂遠近貴賤之差。相雜，謂剛柔之位相間。不當，謂爻不當位。○此第十章。

○《易》之興也，其當殷之末世，周之盛德邪？當文王與紂之事邪？是故其辭危。危者使平，易者使傾。其道甚大，百物不廢。懼以終始，其要无咎。此之謂《易》之道也。危懼故得平安，慢易則必傾覆，《易》之道也。○此第十一章。

○夫乾，天下之至健也，德行恒易以知險。夫坤，天下之至順也，德行恒簡以知阻。至健則所行無難，故易。至順則所行不煩，故簡。然其於事皆有以知其難，而不敢易以處之。是以其有憂患，則健者如自高臨下而知其險，順者如自下趨上而知其阻。蓋雖易而能知險，則不陷於險矣。既簡而又知阻，則不困於阻矣。所以能危能懼，而無易者之傾也。能說諸心，能研諸侯之慮，定天下之吉凶，成天下之亹亹者。「侯之」二字衍。說諸心者，心與理會，乾之事也，研諸慮者，理因慮審，坤之事也。說諸心，故有以定吉凶。研諸慮，故有以成亹亹。是故變化云爲，吉事有祥，象事知器，占事知來。變化云爲，故象事可以知器。吉事有祥，故占事可以知來。天地設位，聖人成能，人謀鬼謀，百姓與能。天地設位，而聖人作《易》以成其功。於是人謀鬼謀，雖百姓之愚，皆得以與其能。八卦以象告，爻彖以情言，剛柔雜居而吉凶可見矣。象，謂卦畫。爻彖，謂卦爻辭。變動以利言，吉凶以情遷。是故愛惡相攻而吉凶生，遠近相取而悔吝生，情僞相感而利害生。凡《易》之情，近而不相得，則凶，或害之，悔且吝。不相得，謂相惡也。凶害悔吝，皆由此生。將叛者其辭慙，中心疑者其辭枝，吉人之辭寡，躁人之辭多，誣善之人其辭游，失其守者其辭屈。卦爻之辭，亦猶是也。○此第十二章。

周易繫辭下傳第六

# 周易文言傳第七

朱熹本義

此篇申《彖傳》《象傳》之意以盡乾坤二卦之蘊，而餘卦之說因可以例推云。

元者，善之長也，亨者，嘉之會也，利者，義之和也，貞者，事之幹也。元者，生物之始，天地之德，莫先於此，故於時爲春，於人則爲仁，而衆善之長也。亨者，生物之通，物至於此，莫不嘉美，故於時爲夏，於人則爲禮，而衆美之會也。利者，生物之遂，物各得宜，不相妨害，故於時爲秋，於人則爲義，而得其分之和。貞者，生物之成，實理具備，隨在各足，故於時爲冬，於人則爲知，而爲衆事之幹。幹，木之身枝葉所依以立者也。君子體仁足以長人，嘉會足以合禮，利物足以和義，貞固足以幹事。以仁爲體，則无一物不在所愛之中，故足以長人。嘉其所會，則无不合禮，使物各得其利，則義无不和。貞固者，知正之所在而固守之，所謂知而弗去者也，故足以爲事之幹。君子行此四德者，故曰『乾，元、亨、利、貞』。非君子之至健无以行此，故曰『乾，元利亨貞』。○此第一節，申《彖傳》之意，與《春秋傳》所載穆姜之言不異，疑古者已有此語。穆姜稱之，而夫子亦有取焉，故下文別以『子曰』表孔子之詞。蓋傳者欲以明此章之爲古語也。初九曰『潛龍勿用』，何謂也？子曰：『龍德而隱者也。不易乎世，不成乎名，遯世无悶，不見是而无悶，樂則行之，憂則違之，確乎其不可拔，潛龍也。』龍德，聖人之德也，在下故隱。易，謂變其所守。大抵乾卦六爻，《文言》皆以聖人明之，有隱顯而無淺深也。九二曰『見龍在田，利見大人』，何謂也？子曰：『龍德而正中者也。庸言之信，庸行之謹，閑邪存其誠，善世而不伐，德博而化。《易》曰「見龍在田，利見大人」，君德也。』正中，不潛而未躍之時也。常言亦信，常行亦謹，盛德之至也。閑邪存其誠，無斁亦保之意。言君德也者，釋大人之爲九二也。九三曰『君子終日乾乾，夕惕若，厲无咎』，何謂也？子曰：『君子進德脩業。忠信，所以進德也。脩辭立其誠，所以居業也。知至至之，可與幾也。知終終之，可與存義也。是故居上位而不驕，在下位而不憂。故乾乾因其時而惕，雖危，无咎矣。』忠信，主於心者，无一念之不誠也。脩辭見於事者，无一言之不實也。雖有忠信之心，然非脩辭立誠，則无以居之。知至至之，進德之事，知終終之，居業之事，所以終日乾乾而夕猶惕若者，以此故也。可上可下，不驕不憂，所謂无咎也。九四曰『或躍在淵，无咎』，何謂也？子曰：『上下无常，非爲邪也，進退无恒，非離羣也。君子進德脩業，欲及時也。故无咎。』内卦以德學言，外卦以時位言，進德脩業，九三備矣。此則欲其及時而進也。九五曰「飛龍在天，利見大人」，何謂也？子曰：「同聲相應，同氣相求。水流濕，火就燥，雲從龍，風從虎，聖人作而萬物覩。本乎天者親上，本乎地者親下，則各從其類也。」作，起也。物，猶人也。覩，釋利見之意也。本乎天者，謂動物，本乎地者，謂植物。物各從其類。聖人，人類之首也。故興起於上，則人皆見之。上九曰「亢龍有悔」，何謂也？子曰：「貴而无位，高而无民，賢人在下位而无輔，是以動而有悔也。」賢人在下位，謂九五以下，无輔，以上九過高志滿，不來輔助之也。○此第二節申《象傳》之意。「潛龍勿用」，下也。「見龍在田」，時舍也。言未爲時用也。「終日乾乾」，行事也。「或躍在淵」，自試也。未遽有爲，姑試其可。「飛龍在天」，上治也。居上以治下。「亢龍有悔」，窮之災也。乾元「用九」，天下治也。言乾元用九，見與它卦不同。君道剛而能柔，天下无不治矣。○此第三節再申前意。「潛龍勿用」，陽氣潛藏。「見龍在田」，天下文明。雖不在上位，然天下已被其化。「終日乾乾」，與時偕行。時，當然也。「或躍在淵」，乾道乃革。離下而上，變革之時。「飛龍在天」，乃位乎天德。天德，即天位也。蓋唯有是德乃宜居是位，故以名之。「亢龍有悔」，與時偕極。乾元「用九」，乃見天則。剛而能柔，天之法也。〇此第四節又申前意。乾『元』者，始而亨者也。始則必亨，理勢然矣。『利貞』者，性情也。收斂歸藏，乃見性情之實。乾始能以美利利天下，不言所利，大矣哉。始者，元而亨也。利天下者，利也。不言所利者，貞也。或曰：坤利牝馬，則言所利矣。大哉乾乎，剛健中正，純粹精也。剛以體言，健兼用言中者，其行無過不及。正者，其立不偏。四者，乾之德也。純者，不雜於陰柔。粹者，不雜於邪惡。蓋剛健中正之至極而精者，又純粹之至極也。或疑乾剛无柔，不得言中正者，不然也。天地之間，本一氣之流行，而有動靜耳。以其流行之統體而言，則但謂之乾而无所不包矣；以其動靜分之，然後有陰陽剛柔之別也。六爻發揮，旁通情也。旁通，猶言曲盡。時乘六龍，以御天也。雲行雨施，天下平也。言聖人時乘六龍以御天，則如天之雲行雨施而天下平也。〇此第五節復申首章之意。

君子以成德爲行，日可見之行也。『潛』之爲言也，隱而未見，行而未成，是以君子弗用也。成德，已成之德也。初九固成德，但其行未可見耳。

君子學以聚之，問以辨之，寬以居之，仁以行之。《易》曰『見龍在田，利見大人』，君德也。蓋由四者以成大人之德。再言君德，以深明九二之爲大人也。

九三，重剛而不中，上不在天，下不在田，故乾乾因其時而惕，雖危，无咎矣。重剛，謂陽爻陽位。

九四，重剛而不中，上不在天，下不在田，中不在人，故或之。或之者，疑之也。故无咎。九四非重剛，「重」字疑衍。在人，謂三。或者，隨時而未定也。夫大人者，與天地合其德，與日月合其明，與四時合其序，與鬼神合其吉凶；先天而天弗違，後天而奉天時。天且弗違，而況於人乎？況於鬼神乎？大人，即釋爻辭所利見之大人也。有是德而當其位，乃可當之。人與天地鬼神，本無二理，特蔽於有我之私，是以梏於形體而不能相通。大人無私，以道爲體，曾何彼此先後之可言哉？先天不違，謂意之所爲，默與道契。後天、奉天，謂知理如是，奉而行之。回紇謂郭子儀曰：「卜者言，此行當見一大人而還」。其占蓋與此合。若子儀者，雖未及乎夫子之所論，然其至公無我，亦可謂當時之大人矣。「亢」之爲言也，知進而不知退，知存而不知亡，知得而不知喪。所以動而有悔也。其唯聖人乎！知進退存亡而不失其正者，其唯聖人乎！知其理勢如是，而處之以道，則不至於有悔矣，固非計私以避害者也。再言其唯聖人乎，始若設問，而卒自應之也。○此第六節，復申第二、第三、第四節之意。○坤，至柔而動也，剛，至靜而德方。剛、方釋牝馬之貞也。方，謂生物有常。後得主而有常，《程傳》曰：「『主』下當有『利』字。」含萬物而化光。復明亨義。坤道其順乎，承天而時行。復明順承天之義。○此以上申《彖傳》之意。積善之家，必有餘慶，積不善之家，必有餘殃。臣弒其君，子弒其父，非一朝一夕之故，其所由來者漸矣。由辨之不早辨也。《易》曰：「履霜，堅冰至。」蓋言順也。古字「順」、「慎」通用，按此當作慎，言當辨之於微也。直其正也，方其義也，君子敬以直內，義以方外。敬義立而德不孤，『直方大，不習无不利』，則不疑其所行也。此以學言之也。正，謂本體。義，謂裁制。敬，則本體之守也。直內、方外，《程傳》備矣。不孤，言大也。疑故習而後利，不疑則何假於習。陰雖有美，含之；以從王事，弗敢成也。地道也，妻道也，臣道也。地道无成而代有終也。天地變化，草木蕃。天地閉，賢人隱。《易》曰：『括囊，无咎，无譽』。蓋言謹也。君子黃中通理，黃中，言中德在內。釋『黃』字之義也。正位居體，雖在尊位，而居下體，釋『裳』字之義也。美在其中，而暢於四支，發於事業，美之至也。美在其中，復釋黃中，暢於四支，復釋居體。陰疑於陽必戰，爲其嫌於无陽也，故稱龍焉，猶未離其類也，故稱血焉。夫玄黃者，天地之雜也。天玄而地黃。疑，謂鈞敵无小大之差也。坤雖无陽，然陽未嘗无也。血，陰屬，蓋氣陽而血陰也。玄黃，天地之正色，言陰陽皆傷也。〇此以上申《象傳》之意。

# 周易說卦傳第八

朱熹本義

昔者，聖人之作《易》也，幽贊於神明而生蓍，幽贊神明，猶言贊化育。《龜筴傳》曰：『天下和平，王道得，而蓍莖長丈，其叢生滿百莖。』參天兩地而倚數，天圓地方，圓者一而圍三，三各一奇，故參天而爲三。方者一而圍四，四合二耦，故兩地而爲二。數皆倚此而起，故揲蓍三變之末，其餘三奇則三三而九，三耦則三二而六，兩二一三則爲七，兩三一二則爲八。觀變於陰陽而立卦，發揮於剛柔而生爻，和順於道德而理於義，窮理盡性以至於命。和順，從容無所乖逆，統言之也。理，謂隨事得其條理，析言之也。窮天下之理，盡人物之性，而合於天道，此聖人作《易》之極功也。〇此第一章。〇昔者，聖人之作《易》也，將以順性命之理。是以立天之道，曰陰與陽，立地之道，曰柔與剛，立人之道，曰仁與義。兼三才而兩之，故《易》六畫而成卦，分陰分陽，迭用柔剛，故《易》六位而成章。兼三才而兩之，總言六畫。又細分之，則陰陽之位，間雜而成文章也。〇此第二章。〇天地定位，山澤通氣，雷風相薄，水火不相射，八卦相錯。邵子曰：『此伏羲八卦之位。乾南，坤北，離東，坎西，兌居東南，震居東北，巽居西南，艮居西北。於是八卦相交而成六十四卦，所謂先天之學也。』數往者順，知來者逆，是故《易》逆數也。起震而歷離、兌，以至於乾，數已生之卦也；自巽而歷坎、艮以至於坤，推未生之卦也。《易》之生卦，則以乾兌離震巽坎艮坤爲次，故皆逆數也。此第三章。○雷以動之，風以散之，雨以潤之，日以烜之，艮以止之，兌以說之，乾以君之，坤以藏之。此卦位相對，與上章同。○此第四章。○帝出乎震，齊乎巽，相見乎離，致役乎坤，說言乎兌，戰乎乾，勞乎坎，成言乎艮。帝者，天之主宰。邵子曰：『此卦位乃文王所定，所謂後天之學也。』萬物出乎震，震，東方也。齊乎巽，巽，東南也。齊也者，言萬物之潔齊也。離也者，明也，萬物皆相見，南方之卦也。聖人南面而聽天下，嚮明而治，蓋取諸此也。坤也者，地也，萬物皆致養焉，故曰致役乎坤。兌，正秋也。萬物之所說也，故曰說言乎兌。戰乎乾，乾，西北之卦也，言陰陽相薄也。坎者，水也，正北方之卦也，勞卦也，萬物之所歸也，故曰勞乎坎。艮，東北之卦也，萬物之所成終而所成始也，故曰成言乎艮。上言帝，此言萬物之隨帝以出入也。○此第五章，所推卦位之說，多未詳者。○神也者，妙萬物而爲言者也。動萬物者，莫疾乎雷；

橈萬物者，莫疾乎風；燥萬物者，莫熯乎火；說萬物者，莫說乎澤；潤萬物者，莫潤乎水；終萬物、始萬物者，莫盛乎艮。故水火相逮，雷風不相悖，山澤通氣，然後能變化，旣成萬物也。此去乾坤而專言六子，以見神之所爲，然其位序亦用上章之說，未詳其義。○此第六章。

乾，健也。坤，順也。震，動也。巽，入也。坎，陷也。離，麗也。艮，止也。兌，說也。此言八卦之性情。○此第七章。

○乾爲馬，坤爲牛，震爲龍，巽爲雞，坎爲豕，離爲雉，艮爲狗，兌爲羊。遠取諸物如此。○此第八章。

○乾爲首，坤爲腹，震爲足，巽爲股，坎爲耳，離爲目，艮爲手，兌爲口。近取諸身如此。○此第九章。

○乾，天也，故稱乎父。坤，地也，故稱乎母。震一索而得男，故謂之長男。巽一索而得女，故謂之長女。坎再索而得男，故謂之中男。離再索而得女，故謂之中女。艮三索而得男，故謂之少男。兌三索而得女，故謂之少女。索，求也，謂揲蓍以求爻也。男女，指卦中一陰一陽之爻而言。○此第十章。

○乾爲天，爲圜，爲君，爲父，爲玉，爲金，爲寒，爲冰，爲大赤，爲良馬，爲老馬，爲瘠馬，爲駁馬，爲木果。《荀九家》此下有『爲龍，爲直，爲衣，爲言』。坤爲地，爲母，爲布，爲釜，爲吝嗇，爲均，爲子母牛，爲大輿，爲文，爲衆，爲柄。其於地也爲黑。《荀九家》有『爲牝，爲迷，爲方，爲囊，爲裳，爲黄，爲帛，爲漿』。震爲雷，爲龍，爲玄黄，爲旉，爲大塗，爲長子，爲決躁，爲蒼筤竹，爲萑葦。其於馬也，爲善鳴，爲馵足，爲作足，爲的顙。其於稼也，爲反生；其究爲健，爲蕃鮮。《荀九家》有『爲玉，爲鵠，爲鼓』。巽爲木，爲風，爲長女，爲繩直，爲工，爲白，爲長，爲高，爲進退，爲不果，爲臭。其於人也，爲寡髮，爲廣顙，爲多白眼，爲近利市三倍，其究爲躁卦。《荀九家》有『爲楊，爲鸛』。坎爲水，爲溝瀆，爲隱伏，爲矯輮，爲弓輪。其於人也，爲加憂，爲心病，爲耳痛，爲血卦，爲赤。其於馬也，爲美脊，爲亟心，爲下首，爲薄蹄，爲曳。其於輿也，爲多眚，爲通，爲月，爲盗。其於木也，火堅多心。《荀九家》有『爲宮，爲律，爲可，爲棟，爲叢棘，爲狐，爲蒺藜，爲桎梏』。離爲火，爲日，爲電，爲中女，爲甲胄，爲戈兵。其於人也，爲大腹，爲乾卦，爲鱉，爲蟹，爲蠃，爲蚌，爲龜。其於木也，爲科上槁。《荀九家》有『爲牝牛』。艮爲山，爲徑路，爲小石，爲門闕，爲果蓏，爲閽寺，爲指，爲狗，爲鼠，爲黔喙之屬。其於木也，爲堅多節。《荀九家》有『爲鼻，爲虎，爲狐』。兌爲澤，爲少女，爲巫，爲口舌，爲毁折，爲附決。其於地也，爲剛鹵，爲妾，爲羊。《荀九家》有『爲常，爲輔頰』。〇此第十一章，廣八卦之象，其間多不可曉者，求之於經，亦不盡合也。

周易說卦傳第八

# 周易序卦傳第九

朱熹本義

有天地，然後萬物生焉。盈天地之間者，唯萬物，故受之以《屯》。屯者，盈也，屯者，物之始生也。物生必蒙，故受之以《蒙》。蒙者，蒙也，物之穉也。物穉不可不養也，故受之以《需》。需者，飲食之道也。飲食必有訟，故受之以《訟》。訟必有衆起，故受之以《師》。師者，衆也。衆必有所比，故受之以《比》。比者，比也。比必有所畜，故受之以《小畜》。物畜然後有禮，故受之以《履》。履而泰，晁氏云：「鄭無『而泰』二字。」然後安，故受之以《泰》。泰者，通也。物不可以終通，故受之以《否》。物不可以終否，故受之以《同人》。與人同者，物必歸焉，故受之以《大有》。有大者，不可以盈，故受之以《謙》。有大而能謙，必豫，故受之以《豫》。豫必有隨，故受之以《隨》。

以喜隨人者，必有事，故受之以《蠱》。蠱者，事也，有事而後可大，故受之以《臨》。臨者，大也，物大然後可以觀，故受之以《觀》。可觀而後有所合，故受之以《噬嗑》。嗑者，合也。物不可以苟合而已，故受之以《賁》。賁者，飾也，致飾然後亨則盡矣，故受之以《剥》。剥者，剥也。物不可以終盡剥，窮上反下，故受之以《復》。復則不妄矣，故受之以《无妄》。有无妄然後可畜，故受之以《大畜》。物畜然後可養，故受之以《頤》。頤者，養也，不養則不可動，故受之以《大過》。物不可以終過，故受之以《坎》。坎者，陷也，陷必有所麗，故受之以《離》。離者，麗也。

有天地，然後有萬物；有萬物，然後有男女；有男女，然後有夫婦；有夫婦，然後有父子；有父子，然後有君臣；有君臣，然後有上下；有上下，然後禮義有所錯。夫婦之道，不可以不久也，故受之以《恒》。恒者，久也。

物不可以久居其所，故受之以《遯》。遯者，退也。物不可以終遯，故受之以《大壯》。物不可以終壯，故受之以《晉》。晉者，進也，進必有所傷，故受之以《明夷》。夷者，傷也。傷於外者，必反於家，故受之以《家人》。家道窮必乖，故受之以《睽》。睽者，乖也，乖必有難，故受之以《蹇》。蹇者，難也，物不可以終難，故受之以解。解者，緩也。緩必有所失，故受之以《損》，損而不已，必益，故受之以《益》。益而不已，必決，故受之以《夬》。夬者，決也，決必有遇，故受之以《姤》。姤者，遇也，物相遇而後聚，故受之以《萃》。萃者，聚也，聚而上者謂之升，故受之以《升》。升而不已必困，故受之以《困》。困乎上者必反下，故受之以《井》。井道不可不革，故受之以《革》。革物者，莫若鼎，故受之以《鼎》。主器者，莫若長子，故受之以《震》。震者，動也，物不可以終動，止之，故受之以《艮》。艮者，止也，物不可以終止，故受之以《漸》。漸者，進也，進必有所歸，故受之以《歸妹》。得其所歸者必大，故受之以《豐》。豐者，大也。窮大者必失其居，故受之以《旅》。旅而無所容，故受之以《巽》。巽者，入也，入而後説之，故受之以《兑》。兑者，説也，説而後散之，故受之以《渙》。渙者，離也，物不可以終離，故受之以《節》。節而信之，故受之以《中孚》。有其信者，必行之，故受之以《小過》。有過物者必濟，故受之以《既濟》。物不可窮也，故受之以《未濟》。終焉。

周易序卦傳第九

# 周易雜卦傳第十

朱熹本義

乾剛坤柔，比樂師憂，臨觀之義，或與或求。以我臨物曰與，物來觀我曰求。或曰：二卦互有與求之義。屯見而不失其居，蒙雜而著。屯，震遇坎；震動故見，坎險不行也。蒙，坎遇艮，坎幽昧，艮光明也。或曰屯以初言，蒙以二言。震，起也。艮，止也。損、益，盛衰之始也。大畜，時也，无妄，災也。止健者時有適然，无妄而災自外至。萃聚而升不來也。謙輕而豫怠也。噬嗑，食也，賁，无色也。白受采。兑見而巽伏也。兑陰外見，巽陰内伏。隨，无故也，蠱，則飭也。隨前无故，蠱後當飭。剥，爛也，復，反也。晉，晝也，明夷，誅也。誅，傷也。井通而困相遇也。剛柔相遇，而剛見揜也。咸，速也。恒，久也。感速常久。渙，離也，節，止也。解，緩也。蹇，難也。睽，外也，家人，内也。否、泰反其類也。大壯則止，遯則退也。止，謂不退。大有，衆也，同人，親也。革，去故也，鼎，取新也。小過，過也，中孚，信也。豐，多故也，親寡，旅也。既明且動，其故多矣。離上而坎下也，火炎上，水潤下。小畜，寡也，履，不處也。不處，行進之義。需不進也，訟，不親也。大過，顛也，遘，遇也，柔遇剛也。漸，女歸待男行也，頤，養正也。既濟，定也，歸妹，女之終也。未濟，男之窮也，夬，決也，剛決柔也。君子道長，小人道憂也。自《遘》以下，卦不反對，或疑其錯簡。今以韻協之，又似非誤，未詳何義。

周易雜卦傳第十

# 周易五贊

朱熹系述

## 原象

太一肇判，陰降陽升，陽一以施，陰兩而承，惟皇昊羲，仰觀俯察，奇偶既陳，兩儀斯設，既榦乃支，一各生兩，陰陽交錯，以立四象，奇加以奇，曰陽之陽，奇而加偶，陽陰以章。偶而加奇，陰內陽外，偶復加偶，陰與陰會，兩一既分，一復後兩，三才在目，八卦指掌，奇奇而奇，初一曰乾，奇奇而偶，兑次二焉。奇偶而奇，次三曰離，奇偶而偶，四震以隨。偶奇而奇，巽居次五，偶奇而偶，坎六斯睹，偶偶而奇，艮居次七，偶偶而偶，八坤以畢。初畫爲儀，中畫爲象，上畫卦成，人文斯朗。因而重之，一貞八悔，六十四卦，由內達外，交易爲體，往此來彼，變易爲用，時靜時動，降帝而王，傳夏歷商，有占無文，民用弗章，文王繫《彖》，周公繫爻，視比八卦，二純六爻，乃乾斯父，乃坤斯母，震坎艮男，巽離兑女，離南坎北，震東兑西，乾坤艮巽，位以四維，建官立師，命曰《周易》。孔聖贊之，是爲《十翼》。遭秦弗燼，及宋而明，邵傳羲畫，程演周經，象陳數列，言盡理得，彌億萬年，永著常式。

## 述旨

昔在上古，世質民淳，是非莫别，利害不分，風氣既開，乃生聖人。聰明叡智，出類超羣，仰觀俯察，始畫奇偶，教之卜筮，以斷可否，作爲君師，開鑿户牖，民用不迷，以有常守。降及中古，世變風移，淳澆質喪，民僞日滋，穆穆文王，身蒙大難，安土樂天，惟世之患，乃本卦義，繫此《彖辭》，爰及周公，六爻是資，因事設教，丁寧詳密，必中必正，乃亨乃吉。語子惟孝，語臣則忠，鉤深闡微，如日之中，爰暨末流，淫于術數。僂句成欺，黄裳亦誤，大哉孔子，晚好是書，韋編既絶，八索以袪，乃作《彖》《象》，《十翼》之篇，專用義理，發揮經言，居省《象辭》，動察變占，存亡進退，陟降飛潛，曰豪曰釐，匪差匪繆，假我數年，庶無大咎。恭惟三古，四聖一心，垂象炳明，千載是臨，惟是學者，不本其初，文辭象數，或肆或拘，嗟予小子，既微且陋，鑽仰没身，奚測奚究，匪警滋荒，匪识滋漏，维用存疑，敢曰垂后。

## 明筮

倚数之元，參天兩地，衍而極之，五十乃備，是曰大衍。虚一無爲，其

爲用者四十九，蓍信手平分，置右於几，取右一蓍，掛左小指，乃以右手

揲左之策，四四之餘，歸之于扐。初扐左手無名指間，右策左揲將指是安，

再扐之奇，通掛之筭，不五則九，是謂一變，置此掛扐，再用存策，分掛

揲歸，復準前式。三亦如之，奇皆四八，三變既備，數斯可察，數之可察，

其辨伊何，四五爲少，八九爲多，三少爲九，是曰老陽，三多爲六，老陰

是當，一少兩多，少陽之七，孰八少陰，少兩多一，既得初爻，復合前蓍，

四十有九，如前之爲，三變一爻，通十八變。六爻發揮，卦體可見，老極

而變，少守其常，六爻皆守，彖辭是當，變視其爻，兩兼首尾，變及三爻，

占兩卦體，或四或五，視彼所存，四二五一，二分一專，皆變而他，新成舊

毀，消息盈虛，舍此視彼，乾占用九，坤占用六，泰愕匪人，姤喜來復。

## 稽類

八卦之象，說卦詳焉。考之於經，其用弗專。《彖》以情言，《象》以象告，惟是之求，斯得其要。乾健天行，坤順地從，震動爲雷，巽入木風，坎險水泉，亦雲亦雨，離麗文明，電日而火，艮止爲山，兊說爲澤，以是舉之，其要斯得。凡卦六虚，奇偶殊位，奇陽偶陰，各以其類。得位爲正，二五爲中，二臣五君，初始上終，貞悔體分，爻以位應，陰陽相求，乃得其正。凡陽斯淑，君子居之。凡陰斯慝，小人是爲。常可類求，變非例測，非常曷變，謹此爲則。

## 警學

讀《易》之法，先正其心。肅容端席，有翼其臨。于卦于爻，如筮斯得，假彼象辭，爲我儀則。字從其訓，句逆其情，事因其理，意適其平。曰否曰臧，如目斯見。曰止曰行，如足斯踐。毋寬以略，毋密以窮，毋固而可，毋必而通。平易從容，自表而裹，及其貫之，萬事一理。理定既實，事來尚虛。用應始有，體該本無，稽實待虛，存體應用，執古御今，由靜制動，潔靜精微，是之謂《易》。體之在我，動有常吉，在昔程氏，繼周紹孔，奥指宏綱，星陳極拱，惟斯未啓，以俟後人，小子狂簡，敢述而申之。

周易五贊

# 筮儀

擇地潔處爲蓍室，南户置牀于室中央。牀大約長五尺，廣三尺，毋太近壁。蓍五十莖，韜以纁帛，貯以皂囊，納之櫝中，置于牀北。櫝，以竹筒或堅木或布漆爲之，圓徑三寸，如蓍之長，半爲底，半爲蓋，下別爲臺函之，使不偃仆。設木格于櫝南，居牀二分之北，格以横木版爲之，高一尺，長竟牀，當中爲兩大刻，相距一尺。大刻之西爲三小刻，相距各五寸許。下施横足，側立案上。置香爐一于格南，香合一于爐南，日炷香致敬。將筮，則洒掃拂拭，滌研一，注水，及筆一、墨一、黄漆版一，于爐東。東上。筮者齋潔衣冠，北向盥手，焚香致敬。筮者北向，見《儀禮》。若使人筮，則主人焚香畢，少退北向立，筮者進立於牀前，少西南向，受命主人，直述所占之事，筮者許諾，主人右還西向立，筮者右還北向立。兩手奉櫝蓋，置于格南爐北，出蓍于櫝，去囊解韜，置于櫝東，合五十策，兩手執之，熏於爐上。此後所用蓍策之數，其説並見《啓蒙》。命之曰：『假爾泰筮有常，假爾泰筮有常，某官姓名，今以某事云云，未知可否，爰質所疑，于神于靈，吉凶得失，悔吝憂虞，惟爾有神，尚明告之。』乃以右手取其一策，反于櫝中，而以左右手，中分四十九策，置格之左右兩大刻。此第一營，所謂分而爲二以象兩者也。次以左手取左大刻之策執之，而以右手取右刻之一策，掛於左手之小指間，此第二營所謂掛一以象三者也。次以右手四揲左手之策，此第三營之半，所謂揲之以四，以象四時者也。次歸其所餘之策，或一、或二、或三、或四，而扐之左手無名指間，此第四營之半，所謂歸奇於扐以象閏者也。次以右手反過揲之策於左大刻，遂取右大刻之策執之，而以左手四揲之，此第三營之半。次歸其所餘之策如前，而扐之左手中指之間，此第四營之半，所謂再扐以象再閏者也。一變所餘之策，左一則右必三，左二則右亦二，左三則右必一，左四則右亦四。通掛一之策，不五則九，五以一其四而爲奇，九以兩其四而爲偶，奇者三，而偶者一也。次以右手反過揲之策於右大刻，而合左手一掛二扐之策，置于格上第一小刻，以東爲上，後放此。是爲一變。再以兩手取左右大刻之蓍合之，或四十四策，或四十策。復四營如第一變之儀，而置其掛扐之策於格上第二小刻，是爲二變。二變所餘之策，左一則右必二，左二則右必一，左三則右必四，左四則右必三。通掛一之策不四則八，四以一其四而爲奇，八以兩其四而爲偶，奇偶各得四之二焉。又再取左右大刻之蓍合之，或四十策，或三十六策，或三十二策。復四營如第二變之儀，而置其掛扐之策於格上第三小刻，是爲三變。三變餘策與二變同。三變既畢，乃視其三變所得掛扐過揲之策，而畫其爻於版。掛扐之數，五四爲奇，九八爲偶，掛扐三奇，合十三策，則過揲三十六策而爲老陽，其畫爲□，所謂重也。掛扐兩奇一偶，合十七策，則過揲三十二策，而爲少陰，其畫爲- -，所謂拆也。掛扐兩偶一奇，合二十一策，則過揲二十八策，所謂少陽，其畫爲—，所謂單也。掛扐三偶，合二十五策，則過揲二十四策，而爲老陰，其畫爲×，所謂交也。如是每三變而成爻。第一、第四、第七、第十、第十三、第十六，凡六變並同，但第二變以下不命，而但用四十九蓍耳。第二、第五、第八、第十一、第十四、第十七，凡六變亦同，第三、第六、第九、第十二、第十五、第十八，凡六變亦同。凡十有八變而成卦，乃考其卦之變而占其事之吉凶。卦變別有圖，說見《啓蒙》。禮畢，韜蓍襲之以囊，入櫝加蓋，斂筆研墨版，再焚香致敬而退。如使人筮，則主人焚香揖筮者而退。

敷原後學劉公校正

《筮儀》

# 《醫道傳承叢書》跋

（鄧老談中醫）

現在要發揚中醫經典，就要加入到弘揚國學的大洪流中去，就是要順應時代的需要。中華民族的精神，廣泛存在于十三億人民心中，抓住這個去發揚它，必然會得到大家的響應。中醫經典要宣揚，必須有中醫臨床作爲後盾。中醫經典都是古代的語言，兩千多年前的，現在很多人沒有好好地學習《醫古文》，《醫古文》學習不好，就沒法理解中醫的經典。但更重要的是中醫臨床！沒有臨床療效，我們講得再好現在人也聽不進去，更不能讓人接受。

過去的一百年裏，民族虛無主義的影響很大，過去螺絲釘都叫洋釘，國內做不了。可現在我們中國可以載人航天，而且中醫已經應用到了航天事業上，例如北京中醫藥大學王綿之老就立了大功，爲宇航員調理身體，使他們大大減少太空反應，這就是對中醫最好的宣揚。

中醫是個寶，她兩千多年前的理論比二十一世紀還超前很多，可以説是『後現代』。比如我們的治未病理論，西醫就沒有啊，那所謂的預防醫學就只是預防針（疫苗）而已，只去考慮那些微生物，去殺病毒，不是以人爲本，是拆補零件的機械的生物醫學。我們是仁心仁術啊！是開發人的『生生之機』的辯證的人的醫學！這個理論就高得多。那醫院裏的ICU病房，全封閉的，空調還開得很猛，病人就遭殃了！只知道防病毒、細菌，燒傷的病人就讓你盡量地密封，結果越密封越糟糕，而中醫主張運用的外敷藥幾千年來療效非常好！但自近現代西醫占主導地位後就不被認可。相比而言，中醫很先進，治病因時、因地、因人制宜，這是中醫的優勢，這些是機械唯物論所不能理解的。

治未病是戰略，（對一般人而言）養生重于治病。（對醫生而言）有養生沒有治病也不行。我們治療就是把防線前移，而且前移很多。比西醫而言，免疫學最早是中醫發明的，人痘接種是免疫學的開端。醫學上很多領域都是我們中醫學領先世界而開端的呢！但是，西醫認死了，免疫學就是打預防針！血清治療也有過敏的，並非萬無一失。現在這個流感他們西醫就沒辦法免疫，病毒變異太多太快，沒法免疫！無論病毒怎麼變異，兩千多年來我們中醫都是辨證論治，效果很好。西醫沒辦法就只好抗病毒，所以是對抗醫學，人體當做戰場，病毒消滅了，人本身的正氣也被打得稀巴爛了。所以，中醫學還有很多思想需要發揚光大。這兩年『治未病』的思想被大家知道了，多次在世界大會上宣講。中醫落後嗎？要我說中醫很先進，是走得太快了，遠遠超出了現代人的理解範圍，大家只是看到模糊的背影，因爲是從後面看，現代人追不上中醫的境界，只能是遠遠地看，甚至根本就看不見，所以也沒法理解。現在，有人要把中醫理論西醫化，臨床簡單化，認爲是『中醫現代化』。背離中醫固有的理論，放棄幾千年來老祖宗代代相傳的有效經驗，就取得不了中醫應有的臨床療效，怎麽能説是發展中醫？

中醫的優勢就存在于《神農本草》、《黄帝内經》、《八十一難》、《傷寒卒病論》等中醫經典裏。讀經典就是把古代醫家理論的精華先拿到，學中醫首先要繼承好。例如：《黄帝内經》給我們講陰陽五行、臟腑經絡、人與天地相參等理論，《傷寒論》教我們怎麽辨證、分析病機和處方用藥，溫病學是中醫臨床適應需要、沿着《内經》《傷寒》進一步的發展。中醫臨床的發展促進了理論的不斷豐富，後世中醫要在這個基礎上發展。所以，我有幾句話：四大經典是根，各家學說是本，臨床實踐是生命線，仁心仁術是醫之靈魂。

中醫文獻很重要，幾千年來的中醫經典也不限于四大經典，只是有些今天看不到了。從臨床的角度，後世的各家學說都是中醫經典的自然延續。傷寒派、溫病派……傷寒派一直在發展，不是停留在張仲景時代。歷史上，傷寒派中有『錯簡』的說法，其實是要把自己對醫學的理解塞進去，這也是一種發展。因爲臨床上出現的新問題越來越多，前代注家的理論不能指導臨床，所以要尋找新的理論突破。

中醫發展的關鍵要在臨床實踐中去發展。因爲臨床是醫學的生命線！我們當年曾經遇到急性胰腺炎的患者用大承氣湯就治好了，胃穿孔的病人只用一味白芨粉就拿下。嬰兒破傷風，面如豬肝，孩子母親放下就走了，認爲死定了；我們用燈心草點火，一焳人中，孩子『哇』地哭出來了；孩子一哭，媽媽就回來了，孩子臉色也變過來了；再開中藥，以蟬蛻爲主，加上僵蠶等，就治好了。十三焳火，《幼科鐵鏡》就有，二版教材編在書裏，三版的删掉了。十三焳火，是用燈心草點火焳穴位，百會、印堂、人中、承漿……，民國初年廣東名醫著作簡化爲七個穴位。

還有，解放後五十年代，石家莊爆發的乙腦就是用白虎湯清陽明内熱拿下的。北京發病時，當時考慮濕重，不能簡單重複，蒲輔周加用了化濕藥，治愈率百分之九十以上。過了一年廣東流行，又不一樣了。我參加了兒童醫院會診工作，我的老師劉赤選帶西學中班學員去傳染病醫院會診。當時，廣東地區發的乙腦主要問題是伏濕，廣東那年先多雨潮濕、後來酷熱，患者病機濕遏熱伏。中醫治療關鍵在利濕透表，分消濕熱，濕去熱清，正氣自復。

所以只要舌苔轉厚患者就死不了！這是伏濕由裏達表、胃氣來復之兆。廣東治療利濕透熱，治愈率又在百分之九十以上。我們中醫有很多好東西，現在重視還不夠。

我提倡要大溫課、拜名師。爲什麽要跟名師？名師臨床多年了，幾十年積累的豐富學術與經驗，半年就教給你了，爲什麽不跟？現在要多拜名師，老師們臨床多年了，經驗積累豐富，跟師學習起來就很快。讓中醫大夫們得到傳承，開始讀《內經》，可以先學針灸，學了針灸就可以立即去跟師臨床，老師點撥一下，自己親手取得療效之後就可以樹立強烈的信心，立志學習中醫。中醫思想建立起來、中醫理論鞏固了、中醫基本功紮實了，臨床才會有不斷提高的療效！之後有興趣可以學習些人體解剖等西醫的內容，中西彙通，必要時中西互補。但千萬別搞所謂的『中西結合』，中醫沒水平，西醫半吊子，那就錯了。在人類文明幾千年發展過程中，中醫、西醫是互爲獨立的兩個體系，都在爲人類健康長壽服務。我不反對西醫，但中醫更人性化，『以人爲本』。現在也有好多西醫來學習中醫，把中醫運用到臨床，取得了很好的療效。我們年輕中醫值得深思啊！

大溫課就是要讀經典、背經典、反復體會經典，聯繫實踐，活學活用。我們這一代是通過學校教育、拜師、家傳、自學學成的中醫。新一代院校培養出來的年輕人要學好中醫，我很早就提出過：拜名師，讀經典，多臨證。臨證是核心，經典是不會說話的老師，拜師是捷徑。在沒有遇到合適的老師可拜時，經典是最好的老師！即使遇到合適的老師，經典也不可不讀，《論語》上說『溫故而知新』嘛！

在廣東我們已經很好地開展大溫課、拜名師活動。當年能夠戰勝非典，就是因爲通過我提倡的這種方式的學習，教育、培養出來了一批過硬的中醫大夫。現在，應該讓全中國、全世界了解中醫學的仁心仁術，使中醫學更好地爲人類健康長壽服務。希望年輕的中醫們沿著這個行之有效的方法加倍努力啊！

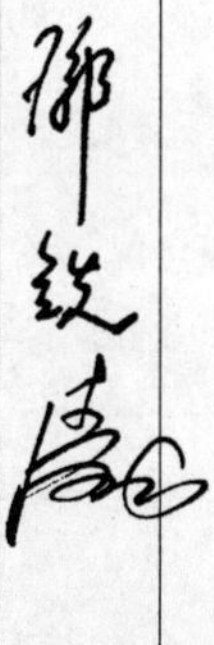

邱浩、王心遠、張勇根據鄧鐵濤老中醫二〇〇八年八月十日講話整理，經鄧老本人審閱。